BEI GRIN MACHT SICH IHR WISSEN BEZAHLT

- Wir veröffentlichen Ihre Hausarbeit,
  Bachelor- und Masterarbeit

- Ihr eigenes eBook und Buch -
  weltweit in allen wichtigen Shops

- Verdienen Sie an jedem Verkauf

Jetzt bei www.GRIN.com hochladen und kostenlos publizieren

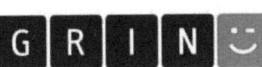

Zur Bedeutung der ketogenen Ernährung

Mariana Cumba

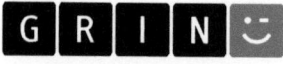

Bibliografische Information der Deutschen Nationalbibliothek:

Die Deutsche Nationalbibliothek verzeichnet diese Publikation in der Deutschen Nationalbibliografie; detaillierte bibliografische Daten sind im Internet über http://dnb.d-nb.de abrufbar.

ISBN: 9783346646088
Dieses Buch ist auch als E-Book erhältlich.

© GRIN Publishing GmbH
Nymphenburger Straße 86
80636 München

Alle Rechte vorbehalten

Druck und Bindung: Books on Demand GmbH, Norderstedt Germany
Gedruckt auf säurefreiem Papier aus verantwortungsvollen Quellen

Das vorliegende Werk wurde sorgfältig erarbeitet. Dennoch übernehmen Autoren und Verlag für die Richtigkeit von Angaben, Hinweisen, Links und Ratschlägen sowie eventuelle Druckfehler keine Haftung.

Das Buch bei GRIN: https://www.grin.com/document/1217241

Fakultät für Naturwissenschaften

Institut für Ernährung, Konsum und Gesundheit

Bachelorarbeit

Zur Bedeutung der ketogenen Ernährung

vorgelegt von:

Mariana Cumbá

Paderborn, 15.07.2019

Inhalt

Abbildungsverzeichnis

[Die Abbildung 2 ist aus urheberrechtlichen Gründen nicht im Lieferumfang enthalten.]

Tabellenverzeichnis

1 Einleitung

1.1 Zielsetzung und Vorgehensweise

Die vorliegende Bachelorarbeit thematisiert die Bedeutung der ketogenen Ernährung. Ziel ist es, ernährungsphysiologisch die ketogene Ernährungsform zu bewerten. Dabei wird der Frage nachgegangen, ob eine solche Ernährungsform eine bedarfsgerechte Nährstoffversorgung sicherstellt und ob sie kein Risiko für die Gesundheit darstellt, was von großer Bedeutung ist, da dies gegenwärtig ein sehr umstrittenes Thema ist.

Zunächst wird deshalb die Problemdarstellung den nachfolgenden Ausführungen zugrunde gelegt. Danach wird in Kapitel 2 die ketogene Ernährung vorgestellt. Es wird dabei auf den Ursprung, terminologische Klärungen und den Wirkungsmechanismus im menschlichen Körper im Zuge einer solchen Ernährungsform eingegangen. Darauf aufbauend wird erörtert, wie für diese geworben wird, wie sie beispielhaft in der Praxis bzw. im Alltag aussieht und wann sie noch und warum, abgesehen von der angestrebten Gewichtsreduktion, eingesetzt wird. Anschließend wird in Kapitel 3 die Diskussion über die ketogene Ernährung untersucht. Dabei beleuchtet die vorliegende Arbeit die entsprechenden Vor- und Nachteile. Im Rahmen dieser Auseinandersetzung werden Nebenwirkungen und mögliche langfristige Risiken beschrieben. Danach wird die ketogene Ernährung mit den Empfehlungen der Deutschen Gesellschaft für Ernährung (DGE) verglichen. Dabei werden diese Empfehlungen erläutert, und anschließend werden die Gemeinsamkeiten und/oder Unterschiede zur ketogenen Ernährung aufgeführt. Daran knüpfen sich die Empfehlungen zur Gewichtreduktion, da sie ebenfalls für die Beurteilung der ketogenen Ernährung von Bedeutung sind. Abschließend findet die Schlussbetrachtung dieser Arbeit ihre Stelle.

1.2 Problemdarstellung

Die ursprüngliche Bedeutung des Wortes „Diät" leitet sich aus dem griechischen Wort „*diaita*" ab und bedeutet so viel wie „Lebensführung" oder „Lebensweise" (vgl. Fussenegger et al., 2009, S. 740). Daraus folgt, dass sich die Diätetik auf einer wissenschaftlichen Grundlage mit der „richtigen Ernährungs- und Lebensweise" beschäftigt (vgl. ebd.).

Der Begriff „Diät" wird heutzutage häufig mit Gewichtsreduktion, Nahrungsrestriktion und Verzicht auf bestimmte Lebensmittel (einseitige Ernährung) in Verbindung gebracht (vgl. Fussenegger et al., 2009, S. 740). Es findet sich ein unüberschaubares Angebot mit über 500 Varianten an Reduktionsdiäten (vgl. Elmadfa und Leitzmann, 2019, S. 757). Dabei werden vor allem in vielen Laienmedien zeitlich limitierte Reduktionsdiäten, deren Empfehlungen meist auf einer unwissenschaftlichen Basis beruhen und allgemeine Verwirrung hervorrufen, propagiert (vgl. Fussenegger et al., 2009, S. 740).

Da die Auswahl der Reduktionsdiäten so breit gefächert ist, muss die ernährungsphysiologische Beurteilung dieser Reduktionsdiäten und Programme sehr differenziert erfolgen (vgl. Elmadfa und Leitzmann, 2019, S. 757). Das Spektrum der Bewertungen für die einzelnen Diäten reicht von „wissenschaftlich fundiert" über „vertretbar" bis hin zu „unsinnig" oder gar „gefährlich" (vgl. ebd.). Fundamentale Beurteilungskriterien sind die Dauer und Intensität der Diät, desgleichen Alter und Gesundheitsstatus der sie durchführenden Personen (vgl. Elmadfa und Leitzmann, 2019, S. 757). Diese Reduktiondiäten können in unterschiedliche Gruppen eingeteilt werden:

- energiereduzierte Mischkostdiäten (z.B. „Brigitte-Diät", „*Fit-for-Fun*"-Diät),
- energiereduzierte und einseitige Mode- und Crashdiäten (z.B. Kohlsuppendiät, Rohkostdiät),
- kommerzielle Programme zur Gewichtsreduktion (z.B. Treffpunkt-Diät, *Weight Watchers*),
- Psycho-Diäten (z.B. „Denken Sie sich schlank" von Elsye Birkenshaw),
- Formuladiäten oder Optifastprodukte (z.B. Almased®)
- und kohlenhydratarme Reduktionsdiäten (z.B. *Low-Carb*-Diät, Lutz-Diät) (vgl. Elmadfa und Leitzmann, 2019, S. 757f.).

Die letzte Gruppe gehört zu den ältesten und umstrittensten aller Abnehmdiäten (vgl. Elmadfa und Leitzmann, 2019, S. 757). Denn der globale Anstieg von Übergewicht und Adipositas hat zu der Suche nach „der effektiven Diät" zur Gewichtsabnahme geführt (vgl. Astrup et al., 2004, S. 897). Weil diese Epidemie trotz der erheblichen Minderung von Fett in der Kost anhält, bekommen nun kohlenhydratreiche, insbesondere stärke- und zuckerhaltige Lebensmittel, die Aufmerksamkeit (vgl. ebd.). Man stößt auf heftige Auseinandersetzungen darüber, in welchem Ausmaß sie in unserer Ernährung präsent sein sollten (vgl. de Groot, 2019, S. 36). Aus diesem Grund ist diese Gruppe durch fett- und proteinreiche, energetisch unbegrenzte Diäten gekennzeichnet (vgl. Elmadfa und Leitzmann, 2019, S. 757). Sie umfasst ein übermäßig großes Angebot an Ernährungsweisen. Diese Kostformen sind vor allem in den USA von großer Popularität gekennzeichnet (vgl. de Groot, 2015, S. 692). Eine davon ist die beliebteste und strikteste Variante aller kohlenhydratarmen Ernährungsformen, die ketogene Diät (kurz: Keto-Diät). Die vorliegende Arbeit befasst sich mit der Analyse dieser ketogenen Ernährungsform, die unter einer wissenschaftlichen Perspektive beleuchtet werden soll.

2 Ketogene Ernährung

Das folgende Kapitel liefert einen Überblick über die ketogene Ernährung, die im Mittelpunkt des Erkenntnisinteresses dieser Arbeit steht. Zunächst widmet sich der erste Teil dem Ursprung und der Definition dieser Ernährungsweise. Danach erfolgt ein kurzer Exkurs über die Kohlenhydrate, um ihre Bedeutung und Eigenschaften zu beleuchten. Im Anschluss daran wird der biochemische Wirkungsmechanismus der ketogenen

Ernährung erläutert. Dabei werden Begriffe wie „Ketonkörper", „Ketogenese" und „Keto-lyse" erörtert. Anschließend wird die berühmte „Atkins Diät", die als Beispiel für eine typische ketogene Diät dient, thematisiert. Hierbei werden die grundlegende Botschaft, die einzelnen Stufen und Empfehlungen sowie ein beispielhafter Tag nach dem Prinzip der ketogenen Ernährung dargestellt. Im Zuge dessen werden die Zutaten der Mahlzeiten sowie die darin enthaltenen Nährstoffe und Kalorien gleichfalls aufgeführt. Abschließend werden Personengruppen beschrieben, die sich besonders mit dieser Ernährungsform beschäftigen. Indessen werden die Gründe für und Auswirkungen der ketogenen Ernährung im Hinblick auf diese beschrieben.

2.1   Ursprung und Definition

Bereits Mitte und Ende des 19. Jahrhunderts wurden Beobachtungen gemacht, dass Fettsüchtige an Körpergewicht verlieren, wenn Kohlenhydrate größtenteils aus der Ernährung weggelassen werden, d.h. wenn eine vorwiegend aus Fett und Eiweiß bestehende Kost keine Begrenzung der Gesamtenergiezufuhr aufweist (vgl. Kasper, 2014, S. 291). Im Laufe der Zeit wurden dazu immer wieder Berichte, Dokumentationen und Bücher von unterschiedlichen Pionieren (Ärzte und Gastrosophen) der ketogenen Ernährung verfasst (vgl. Gonder et al., 2019, S. 40 – 44). Dies war zu beobachten, bis 1972 der amerikanische Kardiologe Dr. Robert C. Atkins mit seinem millionenfach verkauften Bestseller *„Dr. Atkins' Diet Revolution"* einen immensen *Low-Carb*-Trend zur Gewichts-reduktion initiierte (vgl. Fussenegger et al., 2009, S. 740). Die beliebte, aber auch extreme Methode der gleichnamigen „Atkins Diät" stützt sich auf eine drastische Verminderung von Kohlenhydratträgern wie Obst, Gemüse und Getreideprodukte (demgemäß *„Low Carbohydrate"*) und wirbt zugleich für die uneingeschränkte Aufnahme von fett- und proteinreichen Lebensmitteln wie Fleisch, Geflügel, Schalentiere, Fisch und Eier (vgl. Fussenegger et al., 2009, S. 740). Ziel dieser kohlenhydratarmen Ernährungsweise ist, den schnellen und langanhaltenden Fettabbau ohne Hungergefühle zu fördern (vgl. ebd.). Die Atkins Diät bewirkt im Stoffwechsel eine vermehrte Produktion von Ketonkörpern und wird deshalb auch „ketogene" Diät genannt (vgl. Fussenegger et al., 2009, S. 740f.).

Diäten, welche die Einnahme von Kohlenhydraten limitieren, werden, außer *„Low Carbohydrate"* und „ketogen" auch *„Very Low Carbohydrate"*, *„High Protein"* und *„High Fat"* genannt (vgl. Volek und Westman, 2002, S. 853). Diese zeichnen sich dadurch aus, dass die Kohlenhydratenergie auf weniger als 10% reduziert wird bzw. dass weniger als 50 g Kohlenhydrate täglich konsumiert werden (vgl. ebd.). Deshalb sind sie reich an Fetten (ca. 70% - 80%) und Proteinen (ca. 10% - 20%) (vgl. ebd.). „Die verschiedenen Formen unterscheiden sich in der Ausprägung des Fettgehalts und in der Berechnung der Diät." (Gautschi et al., 2015, S. 23)

3

2.2 Exkurs: Kohlenhydrate

Kohlenhydrate gehören normalerweise zu den Hauptenergielieferanten in der Nahrung (vgl. Hahn et al., 2016, S. 29). Dabei ist „ihr Anteil an der Gesamtenergieaufnahme interkulturell stark variiert." (Hahn et al., 2016, S. 29) Sie spielten schon immer die wichtigste Rolle in der Ernährung des Menschen (vgl. Elmadfa und Leitzmann, 2019, S. 181). Ihre Stellung ist durch unterschiedliche Faktoren bedingt und begünstigt (vgl. ebd.).

Ihre Verfügbarkeit ist begünstigt, da sie die am weitesten verbreitete Stoffklasse organischer Substanzen sind und sie in einfach zu produzierenden Produkten wichtiger Kulturpflanzen (z.B. Cerealien, Knollen, Obst und Gemüse) in hoher Konzentration vorkommen (vgl. Elmadfa und Leitzmann, 2019, S. 181). Kohlenhydratreiche Lebensmittel sind die billigsten Lebensmittel, denn die Produktionskosten fallen im Vergleich nicht hoch aus (vgl. Elmadfa und Leitzmann, 2019, S. 182). Daher sind sie für viele Verbraucher zugänglich (vgl. ebd.). Außerdem lassen sich kohlenhydratreiche Nahrungsmittel im Gegensatz zu anderen über relativ lange Zeit hinweg lagern (vgl. Elmadfa und Leitzmann, 2019, S. 182). Zuletzt stellen sie für den menschlichen Organismus leicht verwertbare und bevorzugte Energielieferanten dar (vgl. ebd.).

Wie zuvor erwähnt, kommen Kohlenhydrate vorwiegend in Lebensmitteln pflanzlichen Ursprungs vor, da es sich bei ihnen einerseits um Strukturelemente und andererseits um Energielieferanten der Pflanzen handelt (vgl. ebd.). Hohe Gehalte von Kohlenhydraten befinden sich in Getreide, Kartoffeln, Hülsenfrüchten, Süßwaren und Honig (vgl. Hahn et al., 2016, S. 34). Die beiden letzteren stellen jedoch niedermolekulare Kohlenhydrate bereit (vgl. ebd.). In Obstwaren und Nüssen sind mittlere Gehalte von Kohlenhydraten zu finden; geringe Gehalte sind in stärkearmem Gemüse eingelagert (z.B. Brokkoli) sowie in Milch- und Milcherzeugnissen (vgl. ebd.).

Die Bestandteile von Kohlenhydraten sind Kohlen-, Wasser- und Sauerstoff (vgl. Elmadfa und Leitzmann, 2019, S. 182). Sie werden nach der Anzahl der Grundbausteine pro Polymermolekül (Polymerisationsgrad) in Mono-, Di-, Oligo- und Polysaccharide unterteilt (vgl. Hahn et al., 2016, S. 29). Monosaccharide sind Einfachzucker (vgl. ebd.). Hierzu gehören Glucose (Traubenzucker), Fructose (Fruchtzucker) und Galactose (vgl. Elmadfa und Leitzmann, 2019, S. 182f.). Aus zwei Molekülen gleicher oder unterschiedlicher Monosaccharide entstehen Disaccharide (vgl. Elmadfa und Leitzmann, 2019, S. 184). Zu dieser Gruppe gehören Saccharose (Rohrzucker), Lactose (Milchzucker) und Maltose (vgl. Elmadfa und Leitzmann, 2019, S. 184f.). Oligosaccharide bestehen aus drei bis maximal neun glykosidisch verknüpften Monosacchariden und werden in Raffinose und Stachyose unterteilt (vgl. Elmadfa und Leitzmann, 2019, S. 185). Raffinose kommt in Melasse vor und Stachyose in Leguminosen (vgl. ebd.). Polysaccharide sind eine hochmolekulare Verbindungsklasse aus mindestens zehn Molekülen Monosaccharide und können in Amylose, Amilopektin, Glykogen (tierische Stärke) und Inulin unterteilt werden (vgl. Hahn et al., 2016, S. 33). In Stärke, Getreide und Kartoffeln kommt Amylose vor (vgl. Hahn et al., 2016, S. 30). Amilopektin ist ebenfalls in Stärke, Getreide und Kartoffeln und zusätzlich noch in Dickungsmitteln enthalten (vgl. Hahn et al., 2016, S. 30). Glykogen tritt in der Leber und den Muskeln von Tieren auf – in Artischocken, Topiambur und Schwarzwurzeln befindet sich Inulin (vgl. ebd.).

2.3 Wirkungsmechanismus der ketogenen Ernährung

Die Nährstoffe, die dem Körper Energie liefern, sind primär Fette und Kohlenhydrate (vgl. de Groot, 2015, S. 19). „Im Hungerzustand und besonders bei längerem Fasten kann der Energiebedarf des Gehirns durch Ketonkörper, d.h. durch Ketogenese im Rahmen der β-Oxidation von Fettsäuren gedeckt werden." (Ernst und Neumann, 2006, S. 908) Da bei dieser Ernährungsform auf Kohlenhydrate verzichtet wird, befindet sich der menschliche Körper in einer Art Hungerzustand und bezieht folglich seinen Energiebedarf nicht mehr aus Fetten und Kohlenhydraten, sondern nur noch aus Fetten und Ketonkörpern (vgl. Berg et al., 2018, S. 776).

2.3.1 β-Oxidation

Über die β-Oxidation, die in den Mitochondrien aller Gewebe, mit Ausnahme des Gehirns, der Erythrozyten und des Nebennierenmarks, stattfindet, erfolgt hauptsächlich der Energiegewinn aus Fettsäuren (vgl. Hahn et al., 2016, S. 90). Im Zytosol werden zunächst die Fettsäuren zu Acyl-CoA aktiviert (vgl. ebd.). Carnitin, das als Fettsäureträger agiert und die Fettsäurereste über einen Antiporter (Carnitin-Acylcarnitin-Antiporter) in die Mitochondrienmatrix führt, ist für die Beförderung durch die innere Mitochondrienmembran ein wesentlicher Bestandteil (vgl. ebd.). Die Funktionsweise der β-Oxidation besteht in der wiederholten Abspaltung von Acetyl-CoA-Molekülen unter Gewinnung von Reduktionsäquivalenten (NADH, $FADH_2$) (vgl. ebd.). Wenn Fett- und Kohlenhydratabbau zueinander in einem ausgewogenen Verhältnis stehen, tritt danach das Acetyl-CoA, das sich an Oxalacetat[1] binden muss, nur dann in den Citratzyklus[2] (vgl. Berg et al., 2018, S. 773). Ob genügend Oxalacetat zur Verfügung steht, hängt jedoch von einer ausreichenden Kohlenhydratzufuhr ab (vgl. ebd.). Da die Oxidation des Acyl-CoA am β-Kohlenstoffatom erfolgt, wird diese Reaktionsfolge „β-Oxidation" genannt (vgl. Berg et al., 2018, S. 765).

---

[1] Oxalacetat entsteht normalerweise aus Pyruvat, dem Produkt des Glukoseabbaus in der Glykolyse (vgl. Berg et al., 2018, S. 773).
[2] „Der Citratzyklus ist der abschließende gemeinsame Stoffwechselweg bei der Oxidation von Brennstoffmolekülen von Kohlenhydraten, Fettsäuren und Aminosären." (Berg et al., 2018, S. 582)

2.3.2 Ketogenese und Ketolyse

Die Ketogenese stellt eine metabolische Leistung der Leber dar, „die in einer engen Beziehung zum Fettsäurewechsel steht und in geringem Umfang bei jeder Stoffwechsellage stattfindet." (Daniel und Rehner, 2002, S. 468) Sie ist ein wichtiger Stoffwechselweg, ohne den ein Überleben von Hungerphasen in der Evolution nicht denkbar gewesen wäre (vgl. Baumeister, 2012, S. 24). Er beginnt bei der Senkung der Oxalacetatkonzentration, da Acetyl-CoA nicht in den Citratzyklus eingeschleust werden kann, wenn Kohlenhydrate nicht verfügbar sind oder ungenügend verwertet werden (vgl. Berg et al., 2018, S. 773). Die β-Oxidation erfolgt bei diesem Überangebot an freien Fettsäuren bzw. dem Mangel an Oxalacetat schneller als die darauffolgende Importierung des Acetyl-CoA in den Citratzyklus (vgl. Hahn et al., 2016, S. 90). Das hat zur Folge, dass sich die Acetyl-CoA-Moleküle anstauen (vgl. ebd.). Das Acetyl-CoA wird unter diesen Bedingungen zur Bildung von Acetoacetat, β-Hydroxybutyrat und Aceton umgeleitet (vgl. Berg et al., 2018, S. 773). Diese drei Verbindungen werden auch „Ketonkörper" genannt (vgl. Berg et al., 2018, S. 773). Die Ketogenese kann demzufolge als Synthese der Ketonkörper angesehen werden, denn die Ketonkörper werden während dieses Prozesses gebildet.

Die Stoffwechselsituation, in der Ketone vermehrt entstehen, hat die Bezeichnung „Ketose" erhalten und ist bei Hungerzuständen, Fasten, unbehandelter Diabetes mellitus Typ 1, fortgeschrittener Schwangerschaft, erbbedingten Störungen des Kohlenhydratstoffwechsels und eben auch beim Konsum stark kohlenhydratarmer und fettreicher Diäten gegeben (vgl. de Groot, 2015, S. 572).

Durch die Aktivierung in Acetacetyl-CoA und die Spaltung in Acetyl-CoA erfolgt ihre energetische Verwertung (vgl. Hahn et al., 2016, S.90). Der Rest des Acetyls kann in den Citratzyklus eingeschleust und komplett oxidativ zu CO_2 abgebaut werden (vgl. ebd.).

Ein deutlicherer Reaktionsablauf, der bei der Bildung von Ketonkörper erfolgt, lässt sich durch nachfolgend angeführter Abb. 1 darstellen und gliedert sich in folgenden Prozess:

1. **Thiolase:** Zwei Moleküle Acetyl-CoA kondensieren zu einem Molekül Acetacetyl-CoA (vgl. Daniel und Rehner, 2002, S. 466).
2. **Hydroxymethylglutaryl-CoA-Synthase (HMG-CoA-Synthase):** Das Acetacetyl-CoA reagiert mit einem weiteren Acetyl-CoA (vgl. ebd.). Dabei entsteht β-Hydroxy-β-Methylglutaryl-CoA (vgl. ebd.).
3. **Lyase:** Die zuvor entstandene Verbindung wird in Acetyl-CoA und Acetoacetat gespalten, die somit für weitere Synthesen zur Verfügung stehen (vgl. ebd.).
4. **β-Hydroxybutyrat-Dehydrogenase:** Das Acetoacetat wird zu β-Hydroxybutyrat, dem zweiten Ketonkörper, hydriert (vgl. Daniel und Rehner, 2002, S. 466f.). Durch eine spontane Decarboxylierung des Acetoacetats entsteht das flüchtige Aceton (vgl. Daniel und Rehner, 2002, S. 467).

Abb. 1: Ketogenese und Ketolyse in der Leber

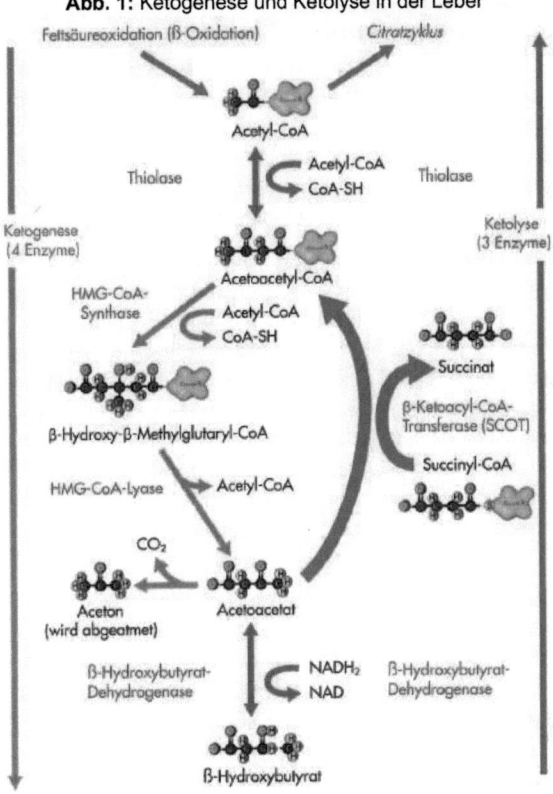

(Quelle: Gonder et al., 2019, S. 11)

Zur Energiegewinnung werden die Ketonkörper in Geweben außerhalb der Leber verwertet (vgl. Daniel und Rehner, 2002, S.467): „Sie stellen keine Abfallprodukte von geringem physiologischem Wert dar, sondern sind als normale Brennstoffe der Zellatmung und als Energiequellen quantitativ bedeutsam." (Daniel und Rehner, 2002, S. 467) Der Herzmuskel und die Nierenrinde bevorzugen Acetoacetat gegenüber Glukose (vgl. Daniel und Rehner, 2002, S. 467). Auch die Organe, die nicht zwingend auf Glukose angewiesen sind, nutzen sie als leicht oxidierbare Substrate, und sogar das zentrale Nervensystem, das seinen Energiebedarf üblicherweise durch die Metabolisierung von Glukose sichert, erhält nach einigen Tagen Kohlenhydratkarenz die Fähigkeit, Ketonkörper zu verwenden (vgl. ebd.).

Die Rücküberführung der Ketonkörper (Ketolyse) in Acetyl-CoA, damit dieser als energetisch verwertbares Substrat genutzt werden kann (vgl. ebd.), ist gleichfalls in Abb. 1 illustriert und lässt sich zunächst verbal wie folgt beschreiben:

1. **β-Hydroxybutyrat-Dehydrogenase:** Das β-Hydroxybutyrat wird zu Acetoacetat dehydriert (vgl. Daniel und Rehner, 2002, S. 467).

2. **β-Ketoacyl-CoA-Transferase:** Eine Transacylierung, bei welcher der CoA-Rest von Succinyl-CoA (Succinat) auf das Acetoacetat übertragen wird, wird katalysiert (vgl. ebd.).

3. **Thiolase:** Das entstandene Acetoacetyl-CoA wird gespalten, und dabei entstehen zwei Acetyl-CoA, die in den verschiedenen Stoffwechselwegen (z.B. Citratzyklus) eingeschleust werden können (vgl. ebd.).

An dieser Stelle ist die Insulinfreisetzung, welche die Fettsäureverwertung hemmt und damit dem Stoffwechsel die Grundsubstanz für den Aufbau von Ketonkörpern entzieht, von Bedeutung (vgl. Daniel und Rehner, 2002, S. 468). Bei gesunden Menschen wird die Ketonkörperbildung rechtzeitig durch zusätzliche Insulinfreisetzung gestoppt (vgl. Daniel und Rehner, 2002, S. 468). Aufgrund dieser Tatsache wird eine ungeregelte Ketonkörperbildung, die in einer gesundheitsgefährdenden Ketoazidose enden kann, vermieden (vgl. Daniel und Rehner, 2002, S. 468f.). Dies führt dazu, dass die überflüssigen Ketone mit der Atemluft und über den Urin ausgeschieden werden (vgl. Prinzhausen, 2011, S. 59). Als Folge davon wird ein Acetongeruch am Atem bei Personen, die einen hohen Acetatspiegel im Blut aufweisen, wahrgenommen (vgl. Berg et al., 2018, S. 774), dieser höhere Gehalt lässt sich ebenso im Urin nachweisen.

Die Ketonkörperbildung nimmt mit einer Ketonkörperkonzentration von 6 - 8 mmol/l Blut zu (vgl. Elmadfa und Leitzmann, 2019, S. 248): „Die Leber eines gesunden Erwachsenen kann täglich bis zu 185 g Ketonkörper produzieren." (Baumeister, 2012, S. 29) Diese Produktion nimmt, wie zuvor bereits beschrieben, bei gesunden Menschen keine gesundheitsgefährdenden Ausmaße an. Anders ist dies bei unbehandelten Typ-1-Diabetikern, die kein eigenes Insulin produzieren (vgl. ebd.).

2.3.3 Ketonkörper

Ketonkörper sind leicht transportierbare Substanzen, da sie wasserlöslich sind (vgl. Hahn et al., 2016, S. 90). Sie gelangen über das Blut in die peripheren Gewebe und können, wie in 2.3.2 beschrieben, in allen Organen – mit Ausnahme der Erythrozyten und der Zellen des Nierenmarks – als wichtige Energiesubstrate fungieren (vgl. Hahn et al., 2016, S. 52).

Der Mensch kommt in Ketose zur Welt und verbringt die ersten Lebensmonate auch in dieser Stoffwechselsituation (vgl. Cunanne, 2005, S. 91). Diese ist essenziell für die normale Hirnentwicklung des Menschen (vgl. ebd.). Diese Tatsache bedeutet jedoch nicht, dass das Gehirn während dieser Zeit keine Glukose benötigt, da beide Nährstoffe von Bedeutung sind (vgl. Gonder et al., 2019, S. 55). Weil das menschliche Gehirn aufgrund seiner Größe, der besonderen Struktur und seiner Entwicklungsfähigkeit sehr viel Energie benötigt, damit es wachsen kann, lässt sich allein über Glukose der Energiebedarf eines Fötus bzw. Babys nicht decken (vgl. Gonder et al., 2019, S. 56). Deshalb liegt die Ketonkörperkonzentration im Blut eines Neugeborenen meistens zwischen 0,5 und 1,5 mmol/l (vgl. Gonder et al., 2019, S. 55). Ketone fungieren nicht nur als zweite essenzielle Energiequelle, neben der Glukose, für das unreife Gehirn eines Säuglings, sondern auch als Grundstoff für die nach der Geburt noch nötigen Prozesse, die bevorstehen (vgl. Gonder et al., 2019, S. 57). Das Gehirn von Neugeborenen nutzt Ketonkörper desgleichen, um daraus Cholesterin, gesättigte und einfach ungesättigte Fettsäuren sowie sogar Proteine zu produzieren (vgl. Johnson et al., 1975, S. 905f.). Diese gehören zu den wichtigsten Bausteinen für die neu zu entwickelnden Hirnstrukturen, vor allem für Zellmembranen, Synapsen und Myelinscheiden (vgl. Gonder et al., 2019, S. 57).

Des Weiteren sind Ketone lebenslang im menschlichen Leben relevant, da sie jedes Mal gebildet werden, wenn ein energetischer Mangel droht oder bereits eingetreten ist (vgl. Gondel et al., 2019, S. 78): „Das kann ein knappes Nahrungsangebot sein oder Fastenzeit oder Zeiten eines hohen Energiebedarfs, sei es durch körperliche Anstrengung oder aufgrund des Wachstums im Kindesalter." (Gondel et al., 2019, S. 78)

2.4 Atkins Diät

„Ihre Pfunde schwanden dahin durch Spiegeleier mit Speck zum Frühstück und Sahne in ihrem Kaffee, durch Mayonnaise in ihrem Salat und zerlassene Butter auf ihrem Hummer, durch Rippchen, Entenbraten und Rauchfleisch sowie durch meinen köstlichen Käsekuchen zum Nachtisch."

Dr. Robert C. Atkins (Herzspezialist in New York, 1930 – 2003)

2.4.1 Botschaft

Atkins (2018, S. 9ff.) behauptet in seinem Buch „Diät-Revolution", dass Übergewicht nicht von übermäßigem Essen herrühre, sondern meistens durch eine Kohlenhydratunverträglichkeit, die zu einer Stoffwechselstörung führt, verursacht werde. Er (2018, S. 10) spricht von einer Diät-Revolution, da er sich während seiner Berufslaufbahn als Arzt gegen allgemein anerkannte Institutionen gestellt und erfolgreich 10.000 Übergewichtspatienten mit der ketogenen Diät behandelt habe. Außerdem versichert der Autor (2018, S. 147), dass jeder bei dieser kalorienreichen und kohlenhydratarmen fünfstufigen Diät abnehmen könne, auch Personen, die gerne und viel essen. Dies sei dadurch möglich, dass dem Körper keine Kohlenhydrate zugeführt werden und dieser dadurch in die Zwangslage gerät, die eigenen Fettreserven abzubauen und als Brennstoff zu verbrennen (vgl. Atkins, 2018, S. 187).

Eines der Vorteile dieser gezielt einseitigen therapeutischen Diät sei, dass sich als Nebenwirkung u.a. eine Veränderung des Hungerempfindens einstelle (vgl. Atkins, 2018,

S. 11). Seine Patienten sollen abgenommen haben, ganz gleich, ob sie mehr oder weniger bei der Diät gegessen haben (vgl. ebd.). Die meisten haben jedoch weniger gegessen, da ihr Hunger durch die zugeführten Speisen vollkommen befriedigt war (vgl. ebd.).

In seinem Buch greift Atkins die Kalorien-Theorie an. Diese besagt, dass eine langfristige und erfolgreiche Gewichtsreduktion durch kalorienarme Diäten möglich sei. Er (2018, S. 115ff.) behauptet, dass solche Diäten unwirksam seien, da hierbei weiterhin Kohlenhydrate gegessen werden, und dass die betreffenden Patienten sich durch einen niedrigen Energieverbrauch an die niedrigere Kalorienzufuhr anpassten. Dies bedeute, dass, je länger eine kalorienarme Diät eingehalten werde, umso niedriger auch der Grundumsatz ausfalle und desto weniger eine Gewichtsreduktion stattfinde, bis schließlich die Diät abgebrochen wird, weil sie als nicht haltbar erscheint (vgl. Atkins, 2018, S. 117). Der Arzt (2018, S. 128) vertritt die Ansicht, dass nicht die Menge der Kalorien der entscheidende Faktor sei, sondern die Art dieser. Daher würde sogar abgenommen werden, „wenn die Kalorienzufuhr größer ist als der Kalorienverbrauch, vorausgesetzt, man bleibt unterhalb der kritischen Kohlenhydrat-Schwelle [ca. 40 g am Tag]." (Atkins, 2018, S. 128). Der Autor (Atkins, 2018, S. 138ff.) führt als Belege für diese Aussage seine eigene Erfahrung und Beobachtungen an, die er als Arzt gemacht hat. Folglich sollte man seiner Ansicht nach die Kohlenhydrate zählen und nicht die Kalorien (vgl. Atkins, 2018, S. 138ff.). Dies soll sehr einfach durch eine Nährwerttabelle möglich sein (vgl. Atkins, 2018, S. 141).

Atkins (2018, S. 20) wirbt für seine Diät auch damit, dass keine Pillen, die den Hunger stillen sollen, nötig seien, da dieses Gefühl hierbei immer gestillt sei. Er verspricht, dass es schon in den ersten Wochen bei strikter Befolgung der Diät zu einer Verminderung des Gewichts komme. Jedoch sollten Vitamin- und Mineralstofftabletten hinzugenommen werden, damit keine Mangelerscheinungen während der Diät auftreten (vgl. Atkins, 2018, S. 168f.). Außerdem erklärt er (2018, S. 69), dass man sich durch die Vermeidung von Kohlenhydraten gegen verschiedene Krankheiten schütze und höchstwahrscheinlich damit sein Leben verlängere. Am meisten verpönt Atkins (2018, S. 80ff.) Zucker, da dieser Nährstoff die grundlegenden Stoffwechselstörungen verursache.

Ein weiterer Vorteil der Atkins-Diät soll die neue körperliche, aber auch seelische Lebensenergie sein, die dabei entstehe (vgl. Atkins, 2018, S. 92ff.) Schließlich unterstreicht Atkins (2018, S. 188f.), dass bei dieser Ernährungsform kein spektakulärer schneller Gewichtsverlust angestrebt werde, sondern dass das Übergewicht mühelos und für immer verschwinde. Als Hilfe sollen die im Buch aufgeführten Ratschläge und Rezepte dienen.

2.4.2 Die einzelnen Stufen

Atkins unterteilt seine Diät in fünf Stufen. Auf jeder Stufe sollen im Verlauf einer Woche ca. 5 bis 8 g Kohlenhydrate hinzugefügt werden (vgl. Atkins, 2018, S. 192ff.). Die

Reihenfolge der Stufen müsse jedoch nicht strikt befolgt werden (vgl. Atkins, 2018, S. 190). Diese könne nach Belieben variiert werden (vgl. ebd.). Der Arzt betont vorab, dass ein einziger Fehler während der Diät – z.B. ein Kaugummi oder etwas Milch im Kaffee – unter Umständen eine Rückversetzung in die erste Stufe zur Folge habe, da dadurch das „neue chemische Gleichgewicht" des Körpers wieder umgestoßen werde (vgl. Atkins, 2018, S. 186).

In der ersten Woche bzw. Stufe soll komplett auf Kohlenhydrate verzichtet werden (vgl. Atkins, 2018, S. 188). Atkins (2018, S. 188) schildert, dass nach der ersten Woche die meisten Männer zwischen 7 und 8 Pfund und die meisten Frauen zwischen 5 und 6 Pfund verlieren. Möglich ist jedoch auch, dass der Gewichtsverlust geringer ausfällt (vgl. Atkins, 2018, S. 188). Man solle sich davon aber nicht entmutigen lassen und einfach fortfahren (vgl. ebd.). Er beschreibt, dass es durchaus sein könne, dass in dieser Stufe, wenn zu viel und zu schnell abgenommen werde, Müdigkeit und ein Gefühl der Energielosigkeit auftreten (vgl. ebd.). Dieses Problem sei aber leicht durch Kaliumtabletten, andere Präparate oder kaliumreiche Pflanzen, z.B. Spinat oder Mangold, zu lösen (vgl. Atkins, 2018, S. 188). Eine weitere Möglichkeit besteht darin, direkt zur 2. Stufe überzugehen (vgl. ebd.). Ein zusätzliches Problem, das in der ersten Woche auftreten kann, ist die Verlangsamung der Darmtätigkeit (vgl. Atkins, 2018, S. 189). Diese könne durch ein mildes Abführmittel überwunden werden (vgl. ebd.). Derartige Symptome würden jedoch nur sehr selten auftreten, und wenn, dann nur in den ersten zwei oder drei Tagen der Diät, weil in dieser Zeit die alten Kohlenhydratbrennstoffe sowie die Glykogenvorräte in der Leber verbraucht werden (vgl. ebd.). Danach ist das Glykogen aufgebraucht – die große Stoffwechselumstellung vollzieht sich und Ketone werden ausgeschüttet (vgl. ebd.). Dies bedeutet, dass die Fettreserven zur Deckung des Energiebedarfs verbrannt werden (vgl. ebd.). Ob man bereit für die nächsten Stufen ist, soll ein Teststäbchen aus der Apotheke erkennbar machen, der sich lila färbt, wenn sich im Urin Ketonkörper befinden (vgl. Atkins, 2018, S. 191ff.). Weitere Anzeichen für die nächsten Stufe sollen ein mangelndes Hungergefühl und verlorene Pfunde oder Zentimeter im Körpermaß sein (vgl. ebd.).

In der zweiten Stufe sollen zum ersten Mal ein paar Gramm Kohlenhydrate, auf keinen Fall aber mehr als 8 g, hinzugefügt werden (vgl. Atkins, 2018, S. 192f.). Atkins (2018, S. 192) empfiehlt dafür die Zugabe von höchstens 225 g Quark in einer Süßspeise pro Tag, da dieser 1 g Kohlenhydrate pro 28 g Quark enthält. Andere Möglichkeiten bestehen darin, seinen berühmten Käsekuchen zuzubereiten oder ein paar bestimmte Nüsse wie Walnüsse, Haselnüsse oder Macadamianüsse zu essen, da diese 5 g Kohlenhydrate je 30 g enthalten (vgl. Atkins, 2018, S. 192). Für die nächste Stufe ist man bereit, wenn der Teststäbchen sich weiterhin lila färbt und fortan ohne Hungergefühl abgenommen wird (vgl. Atkins, 2018, S. 193).

In der dritten Stufe können wieder 5 bis 8 g Kohlenhydrate hinzugefügt werden (vgl. ebd.). Dies kann in Form von Gemüse oder mehr Nüssen erfolgen und lässt sich von

Tag zu Tag variieren (vgl. Atkins, 2018, S. 193). Für die nächste Stufe gelten weiterhin die gleichen Anzeichen wie bei den vorherigen (vgl. Atkins, 2018, S. 191ff.).

In der vierten Stufe kann zwischen Obst, Alkohol, saurer Sahne oder Toast gewählt werden (vgl. Atkins, 2018, S. 194). Bei Alkohol sollte darauf geachtet werden, dass keine süßen zuckerhaltigen Getränke eingenommen werden (vgl. ebd.). Außerdem sollten nur vier Einheiten pro Woche reichen (vgl. ebd.). Dabei ist eine Einheit z.B. 30 ml Whisky oder 100 ml Wein oder Sekt (vgl. ebd.). Atkins (2018, S. 194f.) erklärt, dass bei dieser Diät Alkohol genau wie Kohlenhydrate wirke, da er eine Insulinausschüttung hervorrufe und dadurch die Sekretion des fettmobilisierenden Hormons stoppe. Es gibt keine allgemeingültige Regel, mit der ausgerechnet werden kann, wie vielen Kohlenhydraten eine bestimme Einheit an Alkohol entspricht (vgl. Atkins, 2018, S. 194f.). Aus diesem Grunde hat Atkins (2018, S. 195) eine Faustregel entwickelt, mit der nach seiner Auffassung die besten durchschnittlichen Werte erreicht werden. Dabei werden auf 30 ml eines 50%-Alkohols 20 g Kohlenhydrate gerechnet (vgl. Atkins, 2018, S. 195). Dies bedeutet, dass auf 30 ml eines 42%-Whiskys 17 g Kohlenhydrate oder auf 100 ml eines 12%-Weins ca. 19 g Kohlenhydrate gerechnet werden (vgl. Atkins, 2018, S. 195).

Bei Obst solle man sich genau darüber informieren, welche Obstsorte vorliegt und wie viel davon 5 g Kohlenhydrate enthalten (vgl. ebd.). Am besten für seine vorgeschlagene Ernährungsweise seien Melonen und Beeren geeignet (vgl. ebd.). Andere Möglichkeiten bestehen darin, eine halbe Grapefruit zweimal pro Woche, kleine Pfirsiche, Mandarinen oder ein Glas mit 170 ml Tomatensaft zu konsumieren (vgl. ebd.). Atkins (2018, S. 195) warnt zur Vorsicht bei Obst, denn dieses bringe das stärkste Gefährdungspotenzial für die Gewichtsabnahme mit sich (vgl. ebd.).

Wenn die Teststäbchen zumindest ein helles Lila aufweisen, könne auch eine halbe Scheibe Roggenvollkornbrot oder Weißbrottoast pro Tag ausprobiert werden (vgl. Atkins, 2018, S. 195f.). An dieser Stelle empfiehlt Atkins (2018, S. 196), vollen Gebrauch von den komplizierten Rezepten im Buch zu machen.

In der letzten Stufe rät Atkins (2018, S. 196) zum Austesten von Sojamehlrezepten, die sich ebenfalls im Buch befinden. Diese enthielten einige Gramm an Kohlenhydraten, aber von den „besten" Kohlenhydraten, wenn sie entsprechend verwendet werden (vgl. Atkins, 2018, S. 196). Weiterhin soll es möglich sein, die Diät mühelos, kreativ und angenehm abzuändern, ohne sie zu brechen (vgl. ebd.). Falls sie doch, ganz gleich ob absichtlich oder unabsichtlich, gebrochen wird, sei es möglich, einige Stufen im vorgesehenen Plan zurückzukehren und einige Tage lang von vorne zu beginnen (vgl. ebd.). Wenn nur noch wenige Pfunde zum Wunschgewicht fehlen, können weiterhin 5 g Kohlenhydrate pro Woche hinzugefügt werden, auch wenn die Teststreifen sich nicht mehr lila färben (vgl. Atkins, 2018, S. 197). Dies soll in Ordnung sein, da die letzten Pfunde nicht schnell abgenommen werden sollten (vgl. ebd.). Abschließend erklärt Atkins (2018, S. 316), dass, wenn das Idealgewicht erreicht ist und auch gehalten werden soll, man bei der strengen kohlenhydratarmen Ernährungsform bleiben sollte. Diese soll aber auch

„kleine Extrafreuden" wie z.B. ein zusätzliches Glas Wein enthalten (vgl. Atkins, 2018, S. 316). Die zweitbeste Lösung besteht nach seiner Auffassung in der Inkludierung von kleinen Mengen an stärkehaltigen Produkten (z.B. eine Scheibe Toast oder eine kleine Portion Gemüse mit hohem Stärkegehalt) (vgl. ebd.). Das Schlimmste, was gemacht werden könnte, sei jedoch, wieder Zucker, in welcher Form auch immer, zu sich zu nehmen (vgl. ebd.).

2.4.3 Ein Keto-Tag nach der Atkins Diät

Die Tab. 1 zeigt einen beispielhaften, abwechslungsreichen Tag mit der ketogenen Ernährung. Dabei wurden die Zutaten der Mahlzeiten sowie die Nährstoffe und Kalorien aufgeführt. Dieser dargestellte Tag lässt sich in die letzte Phase der Atkins Diät einordnen, weil hier ca. 36 g Kohlenhydrate eingenommen werden. Die Werte wurden mit Hilfe des Buches „Die Nährwerttabelle" (Heseker und Heseker, 2017) ermittelt. Es handelt sich dabei um Approximationen, da einige Mengen von Zutaten beliebig geändert werden können. In der Gesamtzeile lässt sich erkennen, dass an diesem Tag ca. 2.664 kcal eingenommen werden. Ebenfalls ist zu sehen, dass bei diesem Tagesmenü insgesamt 665 g Gemüse, 73 g Obst und 17,27 g Ballaststoffe zugeführt werden. Außerdem lassen sich hier auch die typischen Nährstoffverhältnisse der ketogenen Diät ablesen.

Tab. 1: Tagesmenü nach der ketogenen Ernährung

	Gericht	Zutaten (für 1 Portion)	Eiweiß in g	Fett in g	Kohlenhydrate in g (davon Ballaststoffe)	kcal
Frühstück	Spiegelei mit Speck und Zwiebeln	• 90 g Zwiebeln • 20 g Speck (nach Belieben mehr) • 10 g Butter • 2 Eier • Salz, Pfeffer	4,3	134,4	6,4 (1,44)	1252,4
Mittagessen	Bauernsalat mit Oliven und Tomaten	• 100 g Eisbergsalat • 100 g Gurke • 65 g rote Paprika • 75 g Tomaten • 20 g rote Zwiebel • 10 g Oliven • 180 g Feta (nach Belieben mehr) • Essig-Öl-Dressing	32,5	57,8	12,85 (6,29)	701,6
Abendessen	Blumenkohl-Karotten-Auflauf	• 225 g Blumenkohl • 80 g Karotten • 10 g Butter • 40 ml Sahne • 100 g Cheddar (nach Belieben mehr) • Salz, Pfeffer	34,65	49,8	9,7 (8,06)	625,6

Nachtisch	Himbeercreme	• 100ml Kokosmilch (ohne Zusätze) • 63 g Himbeeren • Süßstoff nach Belieben • Pfefferminzblätter	0,63	0	6,15 (1,48)	27,12
Getränke	Wasser oder Tee	• schwarzer oder Früchtetee	0	0	0	0
	Kaffee mit Sahne	• 200 ml Kaffee • 1 EL Sahne • ½ TL Zimt	0,3	6	0,5 (0)	57,2
	Gesamt		**72,38**	**248**	**35,6**	**2663,92**
	(Anteil)		**(10,87%)**	**(83,79%)**	**(5,35%)**	

Gemüse: 665 g

Obst: 73 g

Ballaststoffe: 17,27 g

(Quelle: eigene Zusammenstellung und Berechnung)

2.5 Weitere Einsatzbereiche

2.5.1 Epilepsie

Lange bevor Atkins die ketogene Ernährungsweise popularisiert hat, war in der Antike bereits bekannt, dass die Häufigkeit von epileptischen Anfällen beim Fasten geringer wurden (vgl. Baumeister, 2012, S. 16). Durch einen sehr hohen Anteil an Fett am gesamten Energiebedarf kann ein fastenähnlicher Zustand herbeigeführt werden, ohne dass man – im Gegensatz zum eigentlichen Fasten – dabei an Gewicht verliert (vgl. ebd.). Diese Beobachtungen wurden dann in den 1920er-Jahren zur Behandlung von Epilepsien weiterentwickelt (vgl. Baumeister, 2012, S. 15). Sie gerieten jedoch durch die Fortschritte der antikonvulsiven Pharmakotherapie sowie der Epilepsiechirurgie in Vergessenheit (vgl. ebd.). In den letzten Jahren hat eine Rückkehr der ketogenen Diät als therapeutische Maßnahme in der Behandlung von therapie- bzw. wirkstoffresistenten Epilepsiepatienten stattgefunden (vgl. ebd.).

Es wird insbesondere von positiven Auswirkungen bei Epilepsien im Kindesalter berichtet (vgl. Baumeister et al., 2011, S. 1383), da Kleinkinder generell drei- bis viermal mehr Ketone bilden und nutzen als Erwachsene (vgl. Hofmann, 2011, S. 24). Die ketogene Diät kann auch schon im Säuglingsalter begonnen werden, weil sie sich auch sondieren lässt und demnach bei enteral ernährten Kindern unproblematisch einsetzbar ist (vgl. ebd.). Die Durchführung der ketogenen Diät sollte erst nach dem kompetenten, aber erfolglosen Einsatz etablierter Antiepileptika geschehen (vgl. Ernst und Neumann, 2006, S. 915). Dabei sollte die Einführung und Betreuung einer ketogenen Diät von einem erfahrenen Team von Ärzten durchgeführt werden (vgl. Gautschi et al., 2015, S. 24). Das sind meistens Neuropädiater und/oder Stoffwechselspezialisten sowie spezialisierte Ernährungsberater (vgl. ebd.). Zurzeit dienen bei der Durchführung der diätetischen Behandlung der Epilepsie die Empfehlungen des John Hopkins Hospitals[3] als Orientierungsmaßstab (vgl. Ernst und Neumann, 2006, S. 910). Außerdem hat die Gesellschaft für Neuropädiatrie Leitlinien zur Anwendung ketogener Diäten im Kindesalter veröffentlicht (vgl. AWMF, 2014). Die ketogene Diät wird hierbei üblicherweise für einen Zeitraum zwischen zwei und drei Jahren durchgeführt (vgl. Hofmann, 2011, S. 24). Damit Nebenwirkungen vermieden werden, sind über die professionelle Begleitung hinaus regelmäßige Kontrollen und Untersuchungen empfohlen (vgl. Hormann, 2011, S. 25).

Die ketogene Ernährung hat bei Epilepsiekindern einen therapeutischen Effekt, was bedeutet, dass die Wahrscheinlichkeit, dass das Kind nach Beendigung der Therapie anfallsfrei bleibt, bei ca. 80% liegt (vgl. ebd.). Bei einigen bestimmten Epilepsieformen ist das Rezidiv-Risiko jedoch noch hoch (vgl. ebd.). Die Wirksamkeit ist durch zahlreiche Studien belegt, schwerwiegende Nebenwirkungen sind selten, und die Diät schneidet

---

[3] Hier erforschte 1919 der Pädiater John Howland intensiv die Behandlung von Epilepsien mittels Fasten und die damit zusammenhängenden physiologischen Veränderungen (vgl. Ernst und Neumann, 2006, S. 907).

auch kostengünstig im Vergleich zu anderen therapeutischen Maßnahmen ab (vgl. Baumeister et al., 2001, S. 1383). Jedoch ist bisher ungeklärt, wie der Wirkungsmechanismus einer derartigen Ernährung die Krampfanfälle, an denen die betroffenen Kinder leiden, reduziert (vgl. Berg et al., 2018, S. 776). „Die Methode überzeugt jedoch, wenn das Kind darauf anspricht." (Hofmann, 2011, S. 25) Insgesamt benötigt die ketogene Ernährung eine intensive und aufwändige Begleitung der Familie (vgl. Hofmann, 2011, S. 25).

Am Rande sei auch erwähnt, dass die ketogene Diät auch als Grundlage für Therapien bestimmter Stoffwechselerkrankungen wie Pyruvatdehydrogenasemangel (PDH-Mangel) oder Glukosetransporterdefekt (GLUT1-Defekt) dient (vgl. Baumeister et al., 2001, S. 1383).

2.5.2 Krebs

Ebenfalls werden seit mehreren Jahren onkologischen Patienten ketogene Diäten angeboten, die entweder zu einem direkten Einfluss auf das Tumorwachstum oder auf die Metastasierung, zu einer Verbesserung der Wirksamkeit der Chemo- oder Strahlentherapie oder zu einer besseren Verträglichkeit, insbesondere der Chemotherapie, führen sollen (vgl. Buchholz et al., 2017, S. 429). „Als Begründung wird angeführt, dass der Stoffwechsel von Tumorzellen kohlenhydratabhängig sei." (PRiO, 2014) Die Hypothesen zu antitumoralen Effekten einer kohlenhydratarmen Ernährungsform basieren auf dem sog. „Warburg-Effekt", der besagt, dass bösartige Zellen ihren Energiebedarf hauptsächlich über die Glykolyse[4] sichern (vgl. ebd.).

Die Stellungnahmen, ketogene Diäten als ergänzende Therapie und allgemein für Krebspatienten zu empfehlen, sind allerdings von sehr kontroversen Ansichten besetzt. Deswegen hat die PRiO[5] 2014 eine Pressemeldung zu diesem Thema herausgegeben. Hierin wird beschrieben, dass zu kohlenhydratarmen oder ketogenen Diäten eine Vielzahl von Zell- und Tierexperimenten vorliegen, die jedoch nicht eindeutig seien, da sie sehr unterschiedlich ausgefallen sind. Außerdem wird berichtet, dass es nur wenige Untersuchungen zur ketogenen Ernährung bei Menschen, die an Krebs erkrankt sind, gäbe (vgl. Buchholz et al., 2017, S. 429). Diese zeigen keine Rückbildung von Tumoren, keine Verlängerung des Überlebens, ebenso keine Verbesserung des Therapieansprechens oder gar eine Verminderung von Nebenwirkungen (vgl.ebd.). Außerdem seien im Allgemeinen Kostformen, die zu einer Gewichtsabnahme führen, bedenklich, da die wenigen Humanstudien erkennen lassen, dass die Patienten deshalb oft eine schlechtere Prognose hatten (vgl. PRiO, 2014). Die PRiO kommt aus diesen Gründen bei der Pressemitteilung zu dem Ergebnis, dass zum derzeitigen Zeitpunkt eine kohlenhydratarme oder

---

[4] Die Glykolyse ist das wichtigste Verfahren (vgl. ebd.) bei der Verwertung von Kohlenhydraten. Hierbei wird Glukose in einem mehrstufigen Prozess abgebaut (vgl. de Groot, 2015, S. 65).
[5] Prävention und Integrative Onkologie (Arbeitsgemeinschaft der Deutschen Krebsgesellschaft)

ketogene Ernährungsform für onkologische Patienten nicht zu empfehlen sei (vgl. PRiO, 2014).

2.5.3 Sport

Ketogene Diäten werden außerdem in der Sporternährung überwiegend im Bodybuilding eingesetzt (vgl. Prinzhausen, 2011, S. 60): „Dabei wird die Methode nach DiPasquale (1995) bevorzugt, eine fünftägige ketogene Phase mit einer zweitägigen kohlenhydratreichen Phase zu kombinieren." (Prinzhausen, 2011, S. 60) Die Annahmen, dass eine ketogene Ernährung in der Sporternährung von Vorteil sei, beruhen auf dem muskelerhaltenden Effekt, den diese aufweist, dem Anstieg der fettfreien Körpermasse sowie dem Eintreten einer Verbesserung der Blutfettwerte, desgleichen darauf, dass der Gewichtsverlust höher als bei kohlenhydratbetonter Ernährung ist (vgl. Volek und Westman, 2002, S. 253ff.). Der Anstieg der fettfreien Körpermasse bedeutet, dass, auch wenn die Muskulatur in Ruhe ist (z.B. in der Nacht), sich diese im Stoffumsatz befindet und Fett verbrennt (vgl. Prinzhausen, 2011, S. 62). Ob sich eine ketogene Ernährung tatsächlich für Sportler eignet, ist ebenso wie die allgemeinen Meinungen zur Keto-Diät von kontroversen Sichten besetzt. Für die Beurteilung sollten die gesundheitsförderlichen Vorteile oder Risiken einbezogen werden. Diese werden im weiteren Verlauf der Arbeit dargelegt.

3 Diskussion

Das folgende Kapitel befasst sich mit einem Überblick über die Diskussion der ketogenen Ernährung. Zunächst widmet sich der erste Teil den in vielen Büchern und Zeitschriften berichteten Auswirkungen. Danach werden die tatsächlichen Vorteile, die in wissenschaftlichen Beurteilungen aufgeführt werden, thematisiert. Anschließend werden die mit der ketogenen Ernährung verbundenen Nebenwirkungen und möglichen Risiken dargestellt. Hierbei wird erläutert, wie die ketogene Ernährung zu unterschiedlichen Krankheitsbildern führen könnte. Außerdem werden in diesem Zuge grundlegende Begriffe wie „Ketonämie" und „Ketoazidose" erläutert. Danach wird die Keto-Diät mit den Empfehlungen der DGE verglichen. Dazu werden sie zunächst näher erläutert und darauffolgend gegenübergestellt. Abschließend werden Empfehlungen zur Gewichtsreduktion ausgesprochen, damit die Ernährungsweise bei der Schlussbetrachtung der ketogenen Ernährung als seriöse Gewichtsreduktionsdiät beurteilt werden kann.

3.1 Auswirkungen ketogener Ernährung

Wie für alle anderen Diäten wird die ketogene Ernährungsform mit vielen positiven Auswirkungen propagiert. Nachteile oder Risiken werden nicht erwähnt oder verharmlost. In diesem Abschnitt wird auf die Gründe für eine ketogene Ernährung aus dem Buch „Schlank mit Keto" von Marina Lommel aus dem Jahr 2018 eingegangen, da darin die typischen Versprechen wiedergegeben werden, die in anderen Büchern ebenfalls beworben sind.

Zunächst wird berichtet, dass Keto den Heißhunger vertreibe und die Fettverbrennung maximiere (vgl. Lommel, 2018, S. 16ff.). Weiterhin ermögliche die ketogene Ernährung eine mühelose Gewichtsabnahme (vgl. Lommel, 2018, S. 20). Diese zwei Auswirkungen werden auch von Atkins erläutert. Außerdem liefere sie zusätzliche „Brain Power" (vgl. Lommel, 2018, S. 19). An dieser Stelle sollte betont werden, dass in wissenschaftlich fundierten Berichten keine Äußerungen zu einer zusätzlichen Gehirnleistung vorliegen, sondern lediglich dazu, dass in der Ketose das Gehirn die Ketonkörper energetisch nutzt, da die sonst genutzte Glukose nicht vorhanden ist. Auch solle die ketogene Diät den Stoffwechsel trainieren, da auf lange Sicht in der Ernährung ketogene Phasen, ob sie nun bewusst oder unbewusst herbeigeführt werden, abgebrochen und wieder eingeführt werden (vgl. Lommel, 2018, S. 21). Dies solle zur Folge haben, dass der Körper lerne, mit Fett, aber auch mit Ketonen als Energiequelle zu funktionieren, wodurch sich eine Stoffwechselflexibilität entwickle (vgl. ebd.). Auch zu dieser Behauptung finden sich keine Informationen in wissenschaftlichen Berichten.

Als weitere Auswirkungen werden genannt, dass die Keto-Diät gute Laune und Lebensenergie verleihe und die Haut strahlen lasse (vgl. Lommel, 2018, S. 21ff.). Außerdem solle die ketogene Ernährung dafür sorgen, dass Alterungsprozesse verlangsamt werden und im Allgemeinen die Gesundheit verbessert wird (vgl. Lommel, 2018, S. 23 – 27). Worauf sich diese Aussagen beziehen, ist fraglich, da auch hierfür keine Belege existieren.

Schließlich soll diese Ernährungsform im Sport gleichfalls positive Auswirkungen auf die Ausdauer und den Muskelaufbau haben (vgl. Lommel, 2018, S. 24). Dies findet sich in verschiedenen Berichten wieder und wird im weiteren Verlauf der Arbeit näher erläutert.

3.1.1 Vorteile

Die Wissenschaft befasst sich bereits seit einiger Zeit mit der Effektivität, Sicherheit und Nachhaltigkeit von kohlenhydratarmen Diäten (vgl. Fussenegger et al., 2009, S. 742). Jedoch ist dieses Thema nach wie vor von kontroversen Diskussionen geprägt, da die Daten limitiert sind (vgl. Dansinger et al., 2005, S. 43). Zunächst sind Erfolgsmeldungen zur Wirksamkeit dieser Diäten gegenüber konventionellen fett- und kalorienreduzierte Ernährungsformen erschienen (vgl. ebd.). Es stellt sich jedoch heraus, dass diese auf Kurzzeituntersuchungen beschränkt sind (vgl. ebd.). Deshalb wurden seit 2003 Studien, die den Gewichtsverlauf über mehrere Monate bis zu einem Jahr dokumentieren haben, geführt (vgl. ebd.). Die gegenwärtigen Ergebnisse dieser Studien deutet darauf hin, dass kohlenhydratarme Diäten auf kurze Sicht (drei bis sechs Monate) zur einer effektiveren

Gewichtreduktion führen als andere Diäten (vgl. Dansinger et al., 2005, S. 48f.). Jedoch gibt es nach spätestens zwölf Monaten keine signifikanten Vorteile im Vergleich zu den kalorien- und fettarmen Ernährungsformen (vgl. Dansinger et al., 2005, S. 48f.).

Erklärungsmodelle für die beobachtete Widersprüchlichkeit der kurzfristigen und effektiveren Gewichtsabnahme während der unbegrenzten Kalorien- und Fettaufnahme werden zurzeit in Übersichtsarbeiten diskutiert (vgl. Fussenegger et al., 2009, S. 743). Dabei werden die folgenden Mechanismen vermutet: Während der starken Kohlenhydratrestriktion bindet Glykogen Wasser, das bei leeren Speichern ausgeschieden wird (vgl. Astrup et al., 2004, S. 898). Dies führt dazu, dass der Gewichtsverlust überwiegend flüssig und nicht fettabbauend ist (vgl. ebd.). Jedoch wiesen zwei Studien, welche die Körperzusammensetzung durch die Dual-Röntgen-Absorptiometrie beobachtet haben, das Scheitern dieser Theorie nach (vgl. ebd.). Es zeigte sich, dass der diese Gewichtsreduktion auf den Fettabbau zurückzuführen ist (vgl. ebd.).

Der Erfolg der kohlenhydratarmen Ernährung könnte auf die ketotische Stoffwechsellage, die sich appetitzügelnd auswirkt, zurückzuführen sein (vgl. ebd.). Desgleichen bewirkt der hohe Anteil an Proteinen und Fett eine stärkere sättigende Wirkung als Kohlenhydrate (vgl. ebd.). Ein weiterer Grund könnte aber auch in der Einschränkung der Vielfalt der Lebensmittelauswahl liegen, weil die Monotonie und Einfachheit der Ernährung den Appetit eventuell hemmen und dies dann zu einer geringeren Gesamtenergieaufnahme führt (vgl. ebd.). Am wahrscheinlichsten ist, dass eine Kombination aus Einschränkung der Lebensmittelauswahl und erhöhter Sättigung wirksam wird, die durch den hohen Proteingehalt zustande kommt (vgl. Astrup et al., 2004, S. 898). Diese Hypothese muss jedoch noch bestätigt werden (vgl. ebd.).

Des Weiteren zeigte sich während der Kurzzeitstudien, dass der Gewichtsverlust während der ketogenen Diät überraschender Weise mit einigen vorteilhaften Veränderungen der kardiovaskulären Risikofaktoren verbunden ist (vgl. Astrup et al., 2004, 898). Die Triglyceridkonzentration und der Cholesterinspiegel waren signifikant reduziert (vgl. ebd.). Ebenfalls waren Anzeichen auf eine erhöhte Insulinsensitivität und eine Verbesserung des Blutdrucks erkennbar (vgl. ebd.). Diese Ergebnisse lassen sich durch die Gewichtabnahme erklären, da schon eine geringfügige die Blutfettwerte sowie die Glukosetoleranz verbessert (vgl. ebd.). Diese Erklärung würde demnach auch andere Ernährungsformen stützen.

Fallstudienberichte zeigen eine Wirksamkeit bei der kurzfristigen Anwendung einer kohlenhydratarmen Ernährung zur Behandlung von einigen metabolischen Folgen von Typ-2-Diabetes (vgl. Crowe, 2005, S. 239). Allerdings sind noch groß angelegte Studien erforderlich, um mit Sicherheit die Wirksamkeit gegenüber anderen Ansätzen untersuchen zu können (vgl. ebd.).

Zusammenfassend lässt sich sagen, dass die ketogene Ernährung im Vergleich zu anderen Diäten keine besonderen Vorteile aufweist und abgesehen von dem

Gewichtverlust und der kurzfristigen Verbesserung der kardiovaskulären Risikofaktoren keine weiteren positiven Auswirkungen in wissenschaftlichen Studien beobachtet wurden.

3.1.2 Nachteile

3.1.2.1 Nebenwirkungen

In den meisten Büchern und Zeitschriften werden die Nachteile einer ketogenen Ernährung nicht erwähnt, was allerdings nicht bedeutet, dass diese nicht existieren. Die häufigsten Beschwerden bei ketogenen Ernährungsformen sind Verstopfungen und Kopfschmerzen, die sich durch den geringen Verzehr von Obst, Gemüse, Vollkornprodukten und Cerealien erklären (vgl. Astrup et al., 2004, S. 898). Weiterhin führt der Mangel an diesen Nährstoffen zu anderen Nebenwirkungen wie Muskelkrämpfen, Müdigkeit, Schwindel und Mundgeruch (vgl. ebd.). Diese Nebenwirkungen werden auch in „Diät-Revolution" von Dr. Atkins erwähnt, jedoch verharmlost und mit der Empfehlung zur Einnahme von zusätzlichen Mineral- und Vitamintabletten gelöst (s. 2.4.2). Bei Mundgeruch wird das Problem dadurch, dass viel Wasser getrunken wird, sowie durch Chlorophyll-Tabletten oder den Einsatz eines Mundsprays, der immer mitgetragen werden soll, beseitigt (vgl. Atkins, 2018, S. 333). Eine andere Studie ließ bei den Patienten, außer den zuvor erwähnten Nebenwirkungen, noch Durchfall, allgemeine Schwäche und Ausschläge erkennen (vgl. Crowe, 2005, S. 238). Es ist zweifelhaft, ob bei der Wertung der ketogenen Ernährung die zusätzliche Einnahme von Mineral- und Vitamintabletten zur Linderung der Nebenwirkungen außer Acht gelassen werden sollte.

3.1.2.2 Langfristige Risiken

Starke Bedenken gelten der chronisch ketogenen Stoffwechsellage, der eingeschränkten Aufnahme von Nährstoffen und der uneingeschränkten Aufnahme von tierischen Proteinen und Fetten, die längerfristig zu einem erheblichen Risiko für unterschiedliche Leiden wie kardiovaskuläre Erkrankungen, Insulinresistenz, Entstehung von Krebserkrankungen, Verschlechterung des Knochenstoffwechsels und der Nierenfunktionen führen können (vgl. Crowe, 2005, S. 238 – 242).

Die Studien, welche die Gewichtsverluste untersucht haben, haben die Frage, welche Folgen für Herz-Kreislauf-Erkrankungen zu erwarten sind, wenn die erfolgreiche Gewichtabnahme stattgefunden hat und beendet ist, bisher nicht beantwortet (vgl. Crowe, 2005, S. 238). Jedoch gibt es über zweijährige Studien, die an epileptischen Kindern durchgeführt wurden und eine negative Auswirkung auf die Blutfettwerte aufzeigten (vgl. Astrup et al., 2004, S. 898). Außerdem stellte die Ketose bei ihnen ein erhöhtes Herzinfarktrisiko dar (vgl. ebd.). Dies widerspricht den anfänglichen Verbesserungen, die in 3.1.1 beschrieben wurden.

Eine anhaltende Gewichtabnahme von nur 5% des ursprünglichen Gewichts kann schon einen erheblichen Einfluss auf die Insulinempfindlichkeit und den Insulinspiegel haben (vgl. Crowe, 2005, S. 239). Deswegen ist eine der Theorien, dass die Einschränkung der Kohlenhydratzufuhr zur Modulierung des Insulinspiegels beiträgt (vgl. ebd.). Allerdings haben Untersuchungen zur Insulinreaktion während der Vollkosternährung gezeigt, dass proteinhaltige Lebensmittel wie Fleisch und Fisch eine höhere Insulinkonzentration als Nudeln hervorrufen (vgl. Crowe, 2005, S. 239). Eine langfristige Einhaltung einer ketogenen Ernährung, die mit erhöhten Mengen an Proteinen verbunden ist, könnte demnach zu einer gesteigerten hepatischen Glukoseproduktion und einer gestörten Glukoseaufnahme in die peripheren Gewebe führen (vgl. ebd.). Beide deuten auf eine Insulinresistenz hin (vgl. ebd.).

Einem Ernährungsplan zu folgen, der auf bestimmte Lebensmittel eingeschränkt ist, was somit die optimale Nährstoffzufuhr nicht gewährleistet, stellt ebenfalls die Frage, ob nicht mit weiteren langfristigen Gesundheitsrisiken wie Krebs zu rechnen ist. Dies ist eine der wichtigsten Fragen, lässt sich aber auch am schwierigsten belegen (vgl. Crowe, 2005, S. 240). Es ist bewiesen, dass die Prozesse der Tumorentwicklung durch die Ernährung beeinflusst werden können (vgl. Elmadfa und Leitzmann, 2019, S. 721). Dazu gehören „beispielsweise die Verstoffwechselung, Zellabwehr, Immunabwehr, Zelldifferenzierung und Tumorwachstum." (Elmadfa und Leitzmann, 2019, S. 721) Die Nahrungsmittel können Träger von Karzinogenen sein und sich somit auf die Entstehung von Tumoren auswirken (vgl. Elmadfa und Leitzmann, 2019, S. 721). Gleichfalls können sie aber auch krebshemmende Stoffe transportieren (vgl. ebd.). Außerdem haben sie das Potenzial, den Immunstatus zu beeinträchtigen oder zu stärken (vgl. Elmadfa und Leitzmann, 2019, S. 721). Es gibt nachdrückliche Beweise für die schützende Wirkung von Obst, Gemüse und Getreide gegen die meisten Krebsarten der westlichen Gesellschaft wie Dickdarm-, Brust-, Bauchspeicheldrüsen-, Lungen-, Magen-, Speiseröhren- und Blasenkrebs (vgl. Crowe, 2005, S. 240). Denn diese Lebensmittel enthalten eine große Anzahl an Nährstoffen, Ballaststoffen und sekundären Pflanzenstoffe, die eine krebsschützende Wirkung aufweisen (vgl. Crowe, 2005, S. 240). Die ketogene Ernährung ist dem Prinzip nach obst- und gemüsearm und könnte demnach durch den langfristigen Mangel an den gegen Krebs wirkenden Substanzen zu einem erhöhten Krebsrisiko führen (vgl. ebd.). Zu diesem Aspekt wurden noch keine Studien geführt, denn der dafür erforderliche Zeitrahmen würde mehrere Jahrzehnte der Überwachung in Anspruch nehmen (vgl. Crowe, 2005, S. 240f.).

Weiterhin bezieht sich die Einschränkung der Lebensmittel während der ketogenen Ernährung auch auf Milch und ihre Erzeugnisse, welche die wichtigsten Kalziumquellen für den menschlichen Körper sind (vgl. Crowe, 2005, S. 241). Deswegen ist der Einfluss der Keto-Diät auf die Knochengesundheit ebenfalls eine wichtige Überlegung (vgl. ebd.). Kontrollierte Beobachtungsstudien in allen Altersklassen haben gezeigt, dass die Kalziumaufnahme eine wichtige Rolle beim Aufbau und Erhalt der Knochenmasse und -dichte spielt (vgl. Crowe, 2005, S. 241), da die maximale Knochendichte (*peak bone mass*

PBM) das Ergebnis unterschiedlicher Faktoren, u.a. der lebenslänglich zugeführten Kalziummenge, ist (vgl. Elmadfa und Leitzmann, 2019, S. 708). Eine möglichst hohe *PBM* führt zu einer Senkung des Osteoporose-Risikos und somit der Knochenbrüche (vgl. ebd.). Da die Möglichkeit besteht, dass unter der ketogenen Ernährung nicht genügend Kalzium aufgenommen wird, könnte es sein, dass die Knochengesundheit beeinträchtigt wird (vgl. Crowe, 2005, S. 241). Studien zur Messung des langfristigen Knochenabbaus sind bisher jedoch auch nicht in ausreichendem Maße durchgeführt worden, um die Theorie zu belegen (vgl. ebd.).

Ein weiterer Faktor, der bei einer kohlenhydratarmen Ernährung Berücksichtigung finden muss, ist die damit einhergehende Beeinträchtigung der Nierenfunktion, da die Diät einen höheren Proteingehalt aufweist als die übliche Ernährung (vgl. ebd.). Frühere Studien mit einem niedrigen Kohlenhydratgehalt waren nicht von ausreichender Dauer, um die Beeinflussung der Nierenfunktion beurteilen zu können (vgl. ebd.). Neueste Beobachtungsdaten zeigten eine Verbindung zwischen Diäten mit hohem Proteingehalt und eine reduzierte Nierenfunktion (vgl. ebd.). In dieser Studie ließen die Patienten, die am Anfang eine leicht gesenkte Nierenfunktion hatten, mit zunehmendem Proteinanteil eine Verschlechterung erkennen (vgl. ebd.). Jene Patienten hingegen, die bei Beginn der Studie gesunde Nieren hatten, zeigten keine Veränderungen (vgl. ebd.). Die Einschränkungen dieser Studie bestehen darin, dass die Aufnahme der Nahrungsproteine nur zu zwei Zeitpunkten bewertet wurde und dass die Patienten keine spezielle Diät befolgt haben, sodass andere Faktoren involviert sein könnten (vgl. ebd.). Eine weitere Studie deutete ebenfalls auf das Ergebnis hin, dass Patienten ohne bereits beeinträchtigte Nierenfunktionen leichter eine höhere Proteinaufnahme durch eine kohlenhydratarme Diät vertragen als jene, die bereits beeinträchtige Nierenfunktionen aufweisen (vgl. Crowe, 2005, S. 242). Jedoch besteht weiterhin in diesem Gebiet Forschungsbedarf, damit sich beurteilen lässt, ob eine ketogene Ernährung zur Gewichtsabnahme und -erhaltung eine Gefahr für die Nieren darstellt (vgl. Crowe, 2005, S. 242). Für Personen mit bereits diagnostizierten Nierenschwächen ist eine ketogene Diät nicht zu empfehlen (vgl. ebd.).

Des Weiteren bleibt die Frage, inwiefern eine absolute Kohlenhydratrestriktion, z.B. durch Vitaminunterversorgung, zu indirekten Störungen führen kann, unbeantwortet. Diese sind für den menschlichen Körper lebensnotwendige Nahrungsbestandteile, die täglich mit der Nahrung aufgenommen werden sollten, denn der Organismus kann sie nicht oder nicht in ausreichenden Mengen bilden (vgl. Heseker und Heseker, 2017, S. 10). Die einzelnen Vitamine erfüllen im Stoffwechsel unterschiedliche Funktionen und sind chemisch nicht miteinander verwandt (vgl. ebd.). Aus diesem Grund können sie sich nicht gegenseitig vertreten (vgl. ebd.). Bei länger anhaltender unzureichender Vitaminversorgung sind Leistungsabfall und im Extremfall krankhafte Mangelerscheinungen die Folge (vgl. Oberritter, 2006, S. 204).

Aufgrund des Mangels an Langzeitbeobachtungen fehlt es an wissenschaftlicher Evidenz für potenzielle Gesundheitsgefährdungen durch die ketogene Ernährung (vgl. Fussenegger et al., 2009, S. 743). Es werden nun kritische Signale in jüngsten Publikationen gesetzt, die von einzelnen Fällen über dramatische Stoffwechselprobleme, bspw. schwere Ketoazidosen, und über den Anstieg der Methylglyoxalproduktion während der strikten Befolgung der ketogenen Diät berichten (vgl. Fussenegger et al., 2009, S. 743f.).

3.1.2.3 Ketoazidose

Durch den sauren Charakter führen die Ketonkörper zur Entwicklung einer azidotischen Stoffwechsellage, die „Ketoazidose" genannt wird (vgl. Hahn et al., 2016, S. 90). Diese kann in den ausgeprägten Fällen – wie beim Insulinmangel von Diabetikern – lebensbedrohliche Ausmaße annehmen (vgl. ebd.). Sie führt hierbei „zu einer akuten Entgleisung der Stoffwechsellage mit Mobilisierung sehr großer Fettsäuremengen." (Daniel und Rehner, 2002, S. 469) Während dieser Situation überschreitet die Ketogenese bei weitem die Grenze der Verwertung und der renalen Ausscheidung (Ketonurie) und die Ketone verbleiben dann im Blut (vgl. ebd.). Dieser Zustand wird „Ketonämie" genannt – Übelkeit, Brechreiz, acetonartiger Geruch sowie eine verstärkte Atemtätigkeit sind Anzeichen dafür (vgl. Hahn et al., 2016, S. 790). Da die Ketonkörper sich vollständig auflösen, werden die Puffersysteme des Blutes überfordert, was einen Abfall des pH-Wertes im Blut unter dem neutralen Wert von 7 als Konsequenz mit sich bringt (vgl. Daniel und Rehner, 2002, S. 469). Dies bedeutet, dass die Ketoazidose von hohen Elektrolytverlusten begleitet wird (vgl. Hahn et al., 2016, S. 790). Diese schwere metabolische Acidose ist beim sog. „Coma diabeticum" ein oft lebensbedrohlicher Zustand (vgl. Daniel und Rehner, 2002, S. 790).

3.1.2.4 Anstieg der Methylglyoxalproduktion

Die Ketone Hydroxybutyrat, Acetoacetat und Aceton sind potenzielle Vorläufer des Glykotoxins Methylglyoxal (vgl. Beisswenger et al., 2005, S. 201). Dies ist eine chemisch hochreaktive Carbonylverbindung mit zelltoxischer Wirkung, die als wesentliche Ursache für Blutgefäß- und Gewebeschäden anerkannt wurde (vgl. Beisswenger et al., 2005, S. 201f.). Dazu gehören u.a. die Hemmung des Zellwachstums, der Zelltod, mutagene Auswirkungen und die Hemmung der enzymatischen Aktivität (vgl. Beisswenger et al., 2005, S. 202). Methylglyoxal ist bis zu 40.000-mal chemisch reaktiver als Glukose (vgl. Beisswenger et al., 2005, S. 202). Deshalb wurde eine Studie durchgeführt, in deren Rahmen die Methylglyoxalkonzentration bei Probanden der Atkins Diät gemessen wurde (vgl. Beisswenger et al., 2005, S. 201). Somit war das Ziel dieser Studie, die potenzielle toxische Wirkung der Atkins Diät zu bewerten (vgl. Beisswenger et al., 2005, S. 202). Dabei wurde vor allem bei Diabetikern ein signifikanter Anstieg der Methylglyoxalproduktion innerhalb von 14 – 28 Tagen beobachtet (vgl. ebd.). Dieser scheint mit der Ketose zusammenzuhängen und nicht mit der Gewichtabnahme (vgl. Beisswenger et al., 2005, S. 208). Die genauen langfristigen Auswirkungen des Anstiegs von Methyglyoxal während der Atkins Diät sind jedoch bisher nicht bekannt (vgl. Beisswenger et al., 2005, S. 209). Dies soll unerheblich sein, da es sehr wahrscheinlich ist, dass Gewebeschäden aufkommen, weil die beobachteten Werte bei Diabetikern mindestens so hoch waren wie jene, die bei den vaskulären Komplikationen auftauchen (vgl. Beisswenger et al., 2005, S. 209). Das Ausmaß der Gewebeschädigung hängt potenziell von der Zeit ab, welche die Person die ketogene Diät durchgeführt hat (vgl. ebd.). Es wird darauf hingewiesen, die potenzielle toxische Wirkung in Betracht zu ziehen, wenn es darum geht, Risiken und Nutzen einer sehr kohlenhydratarmen Ernährung abzuwägen (vgl. ebd.). Aufgrund der enormen Popularität der ketogenen Diät besteht auch in diesem Bereich ein weiterer Bedarf nach Studien (vgl. ebd.). Wichtig wäre zu eruieren, ob und wenn ja, in welchem Zeitraum der Methylglyoxalspiegel zur Ausgangssituation zurückkehrt, nachdem die Diät beendet wurde (vgl. ebd.). Ebenso gilt es zu klären, wie lange es dauert, bis ein hoher Mehtylglyoxalspiegel irreversible Schäden anrichtet, und ob andere Diäten existieren, die zu einer Gewichtabnahme führen, ohne die Methylglyoxalwerte zu erhöhen (vgl. ebd.).

3.2 Vergleich zu DGE-Empfehlungen

Die DGE hat zehn Regeln für vollwertiges Essen und Trinken herausgegeben. Diese sind keine nach dem Wortsinn starre Ge- oder Verbote, sondern Empfehlungen, die Platz für individuellen Spielraum lassen und im Alltag leicht umsetzbar sind (vgl. DGE, 2013, S. 4). „Vollwertiges Essen und Trinken bedeutet, dem Körper ausreichend Flüssigkeit und so viel Energie zuzuführen, wie er benötigt." (DGE, 2013, S. 4) Dabei stehen die Nährstoffe Kohlenhydrate, Proteine und Fette in einem ausgewogenen Verhältnis zueinander (vgl. DGE, 2013, S. 4). Außerdem liefert eine vollwertige Ernährung auch Vitamine, Mineralstoffe, Ballaststoffe und sekundäre Pflanzenstoffe in ausreichender Menge (vgl. ebd.). Sie ist demnach gesund erhaltend, leistungsfördernd und wegen der Vielfältigkeit weder kompliziert noch eintönig (vgl. ebd.). Im Folgenden werden die erste bis fünfte Regel thematisiert, da hier die Unterschiede zwischen der ketogenen und der vollwertigen Ernährung deutlich werden.

Die erste Regel der DGE besagt, dass die Lebensmittelvielfalt genossen werden sollte (vgl. DGE, 2019). Vielseitig zu essen liefert ausreichend Energie sowie Nährstoffe in der richtigen Menge und im optimalen Verhältnis (vgl. DGE, 2013, S. 6). Außerdem enthält diese Ernährungsweise gesundheitsfördernde Stoffe wie Ballaststoffe und sekundäre Pflanzenstoffe (vgl. ebd.). Denn kein einzelnes Lebensmittel und keine einzelne Lebensmittelgruppe erfüllen alleinig diese Eigenschaften (vgl. ebd.). Deshalb wird von einseitigen Kostformen von Ernährungswissenschaftlern abgeraten (vgl. ebd.). Die DGE hat zu diesem Punkt einen Ernährungskreis entwickelt, der zeigt, wie eine vollwertige

Ernährung realisiert werden kann, ohne dass weder auf Kalorien- und Nährwerttabellen noch auf Spezialprodukte zurückgegriffen werden muss (vgl. ebd.). Dabei wird das große Lebensmittelangebot in sieben Gruppen unterteilt (vgl. ebd.). Der DGE-Ernährungskreis hat demnach sieben Segmente, die den mengenmäßigen Anteil an der gesamten Lebensmittelmenge für einen Tag repräsentieren (vgl. DGE, 2013, S. 6). Zusätzlich zum Ernährungskreis bietet die dreidimensionale DGE-Lebensmittelpyramide eine Anleitung für eine optimierte Lebensmittelauswahl (vgl. Heseker und Heseker, 2017, S. 16). Auf den vier Seiten der Pyramide befinden sich Verweise zur ernährungsphysiologischen Qualität von pflanzlichen und tierischen Lebensmitteln, Ölen und Fetten und Getränken (vgl. ebd.). Anhand von Abb. 2 werden der Ernährungskreis und die dreidimensionale Lebensmittelpyramide der DGE gezeigt:

Abb. 2: Die dreidimensionale DGE-Lebensmittelpyramide und der DGE-Ernährungskreis

[Die Abbildung 2 wurde aus urheberrechtlichen Gründen von der Redaktion entfernt.]

(Quelle: DGE, 2014)

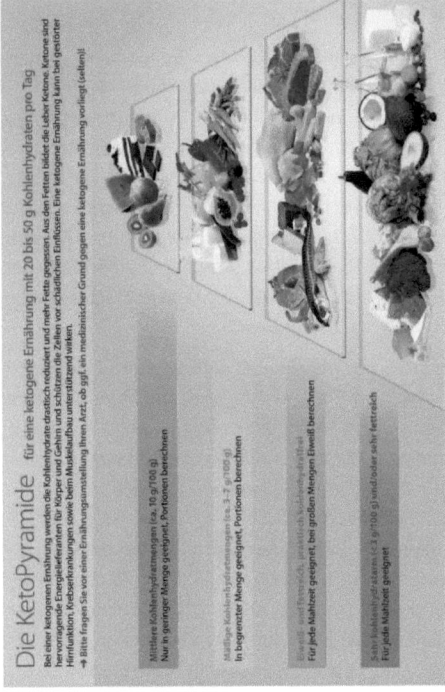

Abb. 3: Die „KetoPyramide"

(Quelle: Systemed Verlag, 2018)

Zum Vergleich dazu ist in Abb. 3 die ketogene Lebensmittelpyramide dargestellt. Es lassen sich grundlegende Unterschiede erkennen. Bei der sog. „KetoPyramide" sind Getreide, Getreideprodukte und Kartoffeln nicht vorzufinden, während im DGE-Ernährungskreis diese ca. ein Drittel ausmachen. Über ein Drittel des Ernährungskreises nehmen die pflanzlichen Lebensmittel ein. Im Gegensatz dazu bilden in der KetoPyramide sehr kohlenhydratarme und/oder sehr fettreiche Lebensmittel die Basis. Einige pflanzliche Nahrungsmittel sind sogar in der oberen Hälfte der Pyramide vorzufinden, was bedeutet, dass diese sich ausschließlich in begrenzten oder geringen Mengen für die ketogene Ernährung eignen. Ein großer Unterschied lässt sich bei den Ölen und Fetten erkennen, da sie bei dem Ernährungskreis nur ein sehr kleines Segment einnehmen. Hingegen gehören sie bei der KetoPyramide zur Basis.

Die zweite Regel der DGE bezieht sich auf Gemüse und Obst (vgl. DGE, 2019). Dazu gilt die Faustregel: „Nimm 5 am Tag", welche bedeutet, dass fünf Portionen Gemüse und Obst am Tag genossen werden sollten (vgl. ebd.). Gründe dafür sind, dass sie energiearm und reich an Vitaminen, Mineral- und Ballaststoffen sowie an sekundären Pflanzenstoffen sind (vgl. ebd.). Außerdem sind sie volumenreich, sättigend, jederzeit in großer Auswahl auf dem Markt erhältlich und preiswert in der Saison (vgl. DGE, 2013, S. 10) Schließlich sind sie vielseitig verwendbar und ideal für zwischendurch (vgl. ebd.). Im Hinblick auf die Gesundheit tragen sie dazu bei, dass sie das Risiko für Herz-Kreislauf- und andere Erkrankungen senken (vgl. DGE, 2019). Empfehlenswert sind mindestens 400 g Gemüse und 250 g Obst (vgl. ebd.). Im Vergleich zu dem Tagesmenü nach der ketogenen Ernährung (Tab. 1) gibt es bei dem Richtwert des Gemüses eine Übereinstimmung, da hier 665 g zugeführt werden. Jedoch lässt sich hinsichtlich des Obstes ein großer Unterschied feststellen, da die 250 g ca. das 3,5-fache der Menge an Obst beim Tagesmenü ausmachen.

Die dritte Regel lautet: „Vollkorn wählen." (DGE, 2019) Sie besagt, dass bei Getreideprodukten wie Brot, Nudeln, Reis und Mehl die Vollkornvariante die beste Wahl für die Gesundheit sei, da ihre Ballaststoffe das Risiko für Diabetes mellitus Typ 2, Fettstoffwechselstörungen, Dickdarmkrebs und Herz-Kreis-Erkrankungen senken (vgl. DGE, 2019). Außerdem sättigen sie länger und enthalten mehr Nährstoffe als Weißmehlprodukte (vgl. ebd.). Getreideprodukte haben eine besondere Bedeutung in der vollwertigen Ernährung, weil sie Kohlenhydrate, Vitamine und Mineralstoffe liefern (vgl. ebd.). Eine weitere Quelle für Kohlenhydrate sind Kartoffeln (vgl. ebd.). Es wird empfohlen, mindestens 50% der Energie in Form von Kohlenhydraten aufzunehmen (vgl. Heseker und Heseker, 2017, S. 7). Außerdem rät die DGE dazu, mindestens 30 g Ballaststoffe aus Vollkornprodukten, Gemüse, Hülsenfrüchten und Obst pro Tag zu verzehren (vgl. DGE, 2019). Im Kontrast zu der Empfehlung werden während der ketogenen Ernährung (s. Abb. 1) nur 5% an Kohlenhydrate und etwas mehr als die Hälfte des Minimums an Ballaststoffe aufgenommen. Diese bestehen ausschließlich aus Gemüse und Obst, da keine Getreideprodukte und Kartoffeln in die Ernährung miteinbezogen werden.

Die vierte Regel befasst sich mit der Ergänzung der Auswahl durch tierische Lebensmittel (vgl. DGE, 2019). In Fleisch, Fisch und Eiern ist hochwertiges Protein (Eiweiß) enthalten (vgl. ebd.). Als Richtwerte für die tägliche Zufuhr von Proteinen lassen sich die D-A-CH-Referenzwerte, welche die Energie- und Nährstoffzufuhr pro Tag angeben, verwenden. Bei Tab. 2 ist ein Auszug davon wiedergegeben, in dem deutlich wird, wie viel Gramm Proteine ein Erwachsener zu sich nehmen sollte.

Tab. 2: D-A-CH-Referenzwerte der täglichen Proteinzufuhr eines Jugendlichen und Erwachsenen

Alter	Protein in g	
	männlich	**weiblich**
15 bis unter 19 Jahre	62	48
19 bis unter 25 Jahre	57	48
25 bis unter 51 Jahre	57	48
51 bis unter 65 Jahre	55	46
65 Jahre und älter	53	46

(Quelle: Auszug aus den D-A-CH-Referenzwerten, 2015)

Milch und Milchprodukte sollten täglich gegessen werden, da, wie zuvor erwähnt (s. S. 21) ihr regelmäßiger Verzehr die Knochengesundheit unterstützt und zusätzlich mit einem verringerten Risiko für Dickdarmkrebs verbunden ist (vgl. DGE, 2019). Zu den Produkten, die aus Milch gewonnen werden, zählen u.a. Joghurt, Buttermilch, Kefir, Quark und Käse (vgl. ebd.). Aktuelle Erkenntnisse raten dazu, täglich eine Portion (ca. 150 g/Tag) fermentierte Milchprodukte wie Joghurt, Kefir oder Buttermilch, zu sich zunehmen, denn diese könnten das Risiko für Diabetes mellitus Typ 2 senken (vgl. ebd.). Fisch sollte ein- bis zweimal in der Woche gegessen werden (vgl. ebd.). Hierbei ist vor allem fettreicher Fisch wesentlich für die Gesundheit des Herz-Kreislauf-Systems: Er senkt das Risiko für Schlaganfälle (vgl. ebd.). Es wird außerdem empfohlen, Fleisch und Wurst nur in seltenen Fällen zu essen (vgl. ebd.). Sie erleichtern schon durch eine kleine Menge die Versorgung (vgl. ebd.). Dafür reichen je nach Kalorienbedarf insgesamt 300 – 600 g (vgl. ebd.). Außerdem sollte weißes Fleisch, etwa von Geflügel wie Huhn, gegenüber rotem Fleisch, z.B. vom Rind, Schwein oder Lamm, bevorzugt werden (vgl. ebd.). Die Begründung dafür ist, dass rotes Fleisch und Wurst ein höheres Risiko für Darmkrebs aufweisen, während weißes Fleisch zum derzeitigen Wissenstand keine Beziehung zu Krebserkrankungen aufweist (vgl. ebd.). Schließlich sollten Eier ab und zu gegessen werden (vgl. ebd.). Zugleich ist das Eigelb fett- und cholesterinreich, und eine lange Zeit wurde der übermäßige Verzehr von Eiern kritisiert (vgl. ebd.). Aktuelle Studien lassen widersprüchliche Ergebnisse beim Zusammenhang zwischen der Anzahl der gegessenen Eier und dem Risiko für verschiedenen Erkrankungen erkennen (vgl. DGE, 2019). Deshalb kann zurzeit keine Obergrenze für den Verzehr von Eiern erschlossen werden (vgl. ebd.).

Im Vergleich zur ketogenen Ernährung gibt es hinsichtlich der vierten Regel der DGE-Empfehlungen wenige bis keine Übereinstimmungen. Milch und Milchprodukte mit einigen Ausnahmen wie Käse oder Sahne werden kaum verzehrt. Diese und Fleisch können nach Belieben sogar in großen Mengen gegessen werden. Es werden keine Unterschiede zwischen weißem und rotem Fleisch gemacht, da diese, wie bei Abb. 3 zu erkennen ist, auf einer Ebene dargestellt werden. Hier wird auch verdeutlicht, dass dieses Fleisch und Eier für jede Mahlzeit geeignet sind. Daraus ergibt sich, dass während der Befolgung der Keto-Diät mit großer Sicherheit mehr als die empfohlene Grammanzahl der DGE an Fleisch und Wurst eingenommen wird. Außerdem lässt sich ein signifikanter Unterschied zwischen der empfohlenen Menge an Proteinen (s. Tab. 2) und der tatsächlich zugeführten während des ketogenen Tagesmenüs (s. Tab. 1) erkennen. Es werden im Durchschnitt ganze 20 g Proteine mehr während des beispielhaften Tages nach der Keto-Diät aufgenommen.

Die fünfte Regel bezieht sich auf die Nutzung von gesundheitsfördernden Fetten (vgl. DGE, 2019). Dies bedeutet, dass es sich positiv auf die Gesundheit auswirkt, weniger gesättigte Fettsäuren, die meistens in tierischen Lebensmitteln enthalten sind, und dafür mehr ungesättigte Fettsäuren zu konsumieren (vgl. ebd.). Diese befinden sich in pflanzlichen Ölen, Margarine, Nüssen und fetten Fischen (vgl. ebd.). Sie bringen, wie alle Fette, viele Kalorien mit sich, aber auch die lebensnotwendigen Fettsäuren sowie Vitamin E (vgl. ebd.). Somit vermindern sie das Risiko für Herz-Kreislauf-Erkrankungen (vgl. ebd.). Große Mengen an gesättigten Fettsäuren sind bspw. in Kokosfett, Palmöl, Palmkernöl oder tierischen Schmalzen enthalten (vgl. ebd.). Sie wirken sich negativ auf den menschlichen Körper aus, vor allem auf die Blutfette (vgl. ebd.). Im Hinblick auf die Energieaufnahme wird empfohlen, nicht mehr als 30% durch Fette aufzunehmen (vgl. Heseker und Heseker, 2017, S. 7). Richtwerte für die tägliche Kalorienzufuhr lassen sich ebenfalls den D-A-CH-Referenzwerten entnehmen. Ein Auszug davon ist in Tab. 3 zu sehen:

Tab. 3: D-A-CH-Referenzwerte der täglichen Kalorienzufuhr eines Jugendlichen und Erwachsenen

Alter	kcal	
	männlich	weiblich
15 bis unter 19 Jahre	2600	2000
19 bis unter 25 Jahre	2400	1900
25 bis unter 51 Jahre	2300	1800

51 bis unter 65 Jahre	2200	1700
65 Jahre und älter	2100	1700

(Quelle: Auszug aus den D-A-CH-Referenzwerten, 2015)

Im Vergleich zu der ketogenen Ernährung ist diese Regel ein kompletter Kontrast, da hier alle Fette erwünscht sind. Dies lässt sich daran erkennen, dass sie sich auf der Basis der „KetoPyramide" befinden und somit für jede Mahlzeit geeignet sein sollen. Es werden hier gleichfalls keine Grenzen zwischen ungesättigten und gesättigten Fettsäuren gezogen. Das Tagesmenü nach der ketogenen Ernährung (s. Tab. 1) enthält 2.663,92 kcal, wovon 30%, also 88,8 g, Fett ausmachen. Jedoch werden hierbei 248 g aufgenommen. Dies ist fast das Dreifache der Empfehlungen der DGE. Außerdem lassen sich schon wesentliche Unterschiede bei den Richtwerten der täglichen Kalorienzufuhr erkennen. Die 2.663,92 kcal, die für einen beispielhaften Tag nach der ketogenen Ernährung stehen, fallen für beide Geschlechter und alle Altersklassen zu hoch aus. Dabei sei hier noch einmal hervorgehoben, dass bei dem Tagesmenü auch mehr Fette durch den Speck, die Sahne oder die Käsesorten hätten hinzugefügt werden können, was sogar mehr Kalorien zur Folge gehabt hätte.

3.3 Empfehlungen zur Gewichtsreduktion

Reduktionsdiäten führen oft und schnell zur einer Gewichtabnahme, die meisten können aber ebenso schnell die Person zum Startgewicht zurückversetzen, wenn sie danach zu ihren alten Ernährungsgewohnheiten zurückkehrt (vgl. Schlieper, 2017, S. 313). Diese Auswirkung wird „Jo-Jo-Effekt" genannt (vgl. ebd.). Im Folgenden werden die Merkmale einer seriösen Diät beleuchtet: „Das Hauptziel jeder seriösen Reduktionsdiät muss die grundlegende Umstellung des Ernährungsverhaltens sein", lautet ein zentraler Hinweis (Elmadfa und Leitzmann, 2019, S. 758). Damit eine langfristige Gewichtsabnahme erreicht werden kann, sind eine Veränderung des Ess- und Trinkverhaltens hin zu einer vollwertigen Ernährung sowie eine Umstellung des Bewegungsverhaltens von Bedeutung (vgl. Elmadfa und Leitzmann, 2019, S. 758). Dafür eignet sich eine energiereduzierte Mischkost, die durch eine möglichst normale Mahlzeitengestaltung, welche auch nach dem Erreichen des Wunschgewichts weitergeführt werden kann, gekennzeichnet ist (vgl. Schlieper, 2017, S. 313). Sie ist fettarm und reich an Ballaststoffen sowie Kohlenhydraten (vgl. Elmadfa und Leitzmann, 2019, S. 758). An dieser Stelle muss betont werden, dass die energiereduzierte Mischkost keine Diät von begrenzter Dauer ist, da sie eine Lebensweise ist, die zur Gesundheit beiträgt (vgl. Schlieper, 2017, S. 313). Die Gewichtsabnahme der energiereduzierten Mischkost erfolgt durch eine Auswahl an energiearmen Lebensmitteln sowie durch ein bewusstes Ernährungsverhalten, das eine verminderte Nährstoffzufuhr beinhaltet (vgl. ebd.). Das bewusste Ernährungsverhalten bringt, abgesehen von der Minderung des Gewichts, mehrere Vorteile mit sich (vgl.

Schlieper, 2017, S. 313). Es verhindert auch die Entstehung von Übergewicht und er-
nährungsbedingten Krankheiten (vgl. ebd.). Grundsätzlich gelten für die energiereduzierte Mischkost die gleichen Leitlinien wie für die vollwertige Ernährung (vgl. ebd.). Allerdings muss die tägliche Energiezufuhr um mindestens 480 kcal reduziert werden (vgl.
ebd.). Bei einer Reduktionsdiät sollte die Gewichtsabnahme langsam und im Durchschnitt nicht mehr als 500 g pro Woche betragen (vgl. ebd.). Dadurch wird der Grundumsatz nicht so stark gesenkt, und somit wird das Risiko für den Jo-Jo-Effekt verringert
(vgl. ebd.). Während einer seriösen Diät werden überdies Vitamine und Mineralstoffe
bedarfsdeckend zugeführt, und Alkohol wird komplett gestrichen oder drastisch reduziert
(vgl. Elmadfa und Leitzmann, 2019, S. 758).

4   Schlussbetrachtung

Die vorliegende Bachelorarbeit hat die ketogene Ernährung thematisiert. Ihre Zielset-
zung war, sie ernährungsphysiologisch zu bewerten. Es wurde im Rahmen dessen die
Frage, ob eine solche Ernährungsform eine bedarfsgerechte Nährstoffversorgung sicherstellt und kein Risiko für die Gesundheit bildet, beantwortet. Im Verlauf der Arbeit
wurde deutlich, worin die Problematik der populären ketogenen Ernährung liegt. Diese
ist von kontroversen Meinungen und unzureichenden Studien gekennzeichnet.

Die ketogene Ernährung ist ein aktueller Trend bei den Gewichtsreduktionsdiäten, da sie
während der ersten Wochen der Durchführung einen signifikant effektiveren Unterschied
zu anderen Reduktionsdiäten aufweist. Gründe für diese Entwicklung werden noch ak-
tuell diskutiert. Im Vordergrund steht dabei die Widersprüchlichkeit, dass aufgrund des
unbegrenzten Konsums von Fett und Kalorien eine effektivere Gewichtsreduktion stattfinde. Am wahrscheinlichsten ist es, dass diese durch die Einschränkung der Lebensmittelvielfalt und die sättigendere Wirkung aus dem höheren Fett- und Proteingehalt gegenüber Kohlenhydraten hervorgerufen wird. Jedoch hat sich im Verlauf der Arbeit ebenfalls herauskristallisiert, dass sich die signifikanten Unterschiede des verlorenen Gewichts höchstens auf die ersten zwölf Monate beziehen und danach keine Unterschiede
zu anderen Diäten vorgewiesen werden können.

Es wird in den Medien mit unzähligen Vorteilen für die Keto-Diät geworben, während
Nachteile verharmlost oder komplett verschwiegen werden. Dies wurde in der Arbeit vor
allem durch die Thematisierung der Atkins Diät deutlich. Bei dem Vergleich der ketogenen Ernährung mit den Empfehlungen der DGE und der D-A-CH-Referenzwerte, die
wissenschaftlich fundiert sind, werden grundlegende Unterschiede klar. Durch den beispielhaften ketogenen Tagesmenüplan zeigte sich, dass diese einseitige Ernährung dem
Nährstoffbedarf der Empfehlungen nicht gerecht wird. Während die Protein- und vor allem die Fettzufuhr bei der Keto-Diät über den Empfehlungen der D-A-CH-Referenzwerte
liegen, ist die Kohlenhydratzufuhr auf ca. ein Zehntel der Empfehlungen reduziert. Davon
wird nur etwas weniger als die Hälfte der Ballaststoffempfehlungen gedeckt. Als

Konsequenz der unzureichenden Nährstoffversorgung können die in der Arbeit erwähnten Nebenwirkungen, wie Verstopfungen oder Durchfall, Kopfschmerzen, Muskelkrämpfe, Schwindel, allgemeine Schwäche, Mundgeruch und Ausschläge angesehen werden. Einige davon können zwar durch Mineralstoff- und Vitamintabletten behoben werden – ob dies allerdings Sinn einer gesundheitsförderlichen Kost ist, bleibt fraglich.

Alarmierend sind allerdings die möglichen schweren (langfristigen) Risiken, die sich durch die ketogene Ernährung entwickeln können. Wie einige Untersuchungen zeigten, können u.a. kardiovaskuläre Erkrankungen, Insulinresistenz, Entstehung von Krebserkrankungen, Verschlechterung des Knochenstoffwechsels oder der Nierenfunktionen, Ketoazidosen oder Mangelerscheinungen die Folge sein. Jedoch ist das Problem dieser Aussagen, dass es an Evidenz fehlt, da ein Mangel an Langzeitbeobachtungen herrscht.

Die Nachteile, die eine ketogene Ernährung mit sich bringt, sind die Folgen einer nicht seriösen Diät. Grundlegende Unterschiede wurden durch die Empfehlungen zur Gewichtsreduktion deutlich. Die Keto-Diät steht mit der schnellen Abnahme, der einseitigen eingeschränkten Lebensmittelauswahl und somit mit der Schwierigkeit, diese umsetzen zu können, im Kontrast.

Im Gegensatz dazu steht die besondere Bedeutung einer ketogenen Ernährung für die Behandlung von therapieresistenten Epilepsiekindern, da sie zu einer Senkung der Häufigkeit und der Stärke der Anfälle führt. Sie überzeugt durch die zahlreichen Studien, die ihre Wirksamkeit belegen, die Seltenheiten von schwerwiegenden Nebenwirkungen sowie dadurch, dass sie im Vergleich zu anderen Therapieformen kostengünstig abschneidet. Insgesamt benötigt die ketogene Ernährung als Therapie gegen Epilepsie eine intensive und aufwändige Betreuung mit regelmäßigen Kontrollen und Untersuchungen durch Spezialisten sowie eine Unterstützung der Angehörigen. Des Weiteren dient die Keto-Diät als Grundlage für Therapien gegen bestimmte Stoffwechselerkrankungen wie den PHD-Mangel oder den GLUT1-Defekt.

Abschließend lässt sich feststellen, dass eine ketogene Ernährung eine besondere Rolle für bestimmte Krankheiten spielt, diese aber auf eine spezielle Kontrolle angewiesen sind. Zur Gewichtreduktion zum heutigen Stand der Wissenschaft ist jedoch die ketogene Ernährung nicht zu empfehlen, da die Bedarfsdeckung nicht gegeben ist und sie somit mit zahlreichen möglichen Nebenwirkungen und gesundheitsschädlichen Risiken verbunden ist. Zwar zeigt die Diät am Anfang eine signifikant effektivere Gewichtsreduktion im Vergleich zu anderen Diäten; ob die gesundheitlichen Risiken aber den Gewichtsverlust bei der Erwägung einer solchen Ernährung überwiegen, ist aus ernährungsphysiologischer Sicht, die von diesem Vorgehen abrät, fraglich. Im Allgemeinen lässt sich sagen, dass eine vollwertige Ernährung die beste Möglichkeit ist, der Nährstoffdeckung gerecht zu werden, da hierbei alle Nährstoffe in einem ausgewogenen Verhältnis zueinanderstehen. Um den unterschiedlichen kontroversen Aussagen zur ketogenen Ernährung Evidenz zu verleihen, bedarf es mehr Langzeitstudien, welche die Risiken genauer beleuchten.

5 Literatur

Arbeitsgemeinschaft der Wissenschaftlichen Medizinischen Fachgesellschaften (AWMF) (2014): Leitlinien der Gesellschaft für Neuropädiatrie. Ketogene Diäten. https://www.awmf.org/leitlinien/detail/ll/022-021.html.

Arbeitsgemeinschaft Prävention und Integrative Onkologie (PRiO) der Deutschen Krebsgesellschaft (2014): Ketogene und KH-arme Diät bei Krebs. Pressemeldung vom 29.09.2014, in: Ernährungs Umschau, 11/2014, S. M590).

Astrup, A., Harper, A., Meinert Larsen, T. (2004): Atkins and other low-carbohydrate diets: hoax or an effective tool for weight loss?, in: The Lancet, 364, S. 897 – 899.

Atkins, R.C. (2018): Diät Revolution. Schlank und gesund durch High Fat, Frankfurt am Main: Fischer Verlag.

Baumeister, F.A.M. (2012): Ketogene Diät. Ernährung als Therapiestrategie bei Epilepsien und anderen Erkrankungen, Erlangen: Schattauer Verlag.

Baumeister, F.A.M., Burkart, P., Ecker, D., Klepper, J., Voit, T. (2001): Indikation und Anwendung der ketogenen Diät im Kindesalter, in: Monatsschrift Kinderheilkunde, 149, S. 1383 – 1390.

Beisswenger, B.G.K., Beisswenger, P.J., Delucia, E.M., Lapoint, N., Sanford, R.J. (2005): Ketosis Leads to Increased Methylglyoxal Production on the Atkins Diet, in: Annals New York Academy of Sciences, 1043, S. 201 – 210.

Berg, J.M., Gatto jr., G.J., Stryer, L., Tymoczko, J.L. (2018): Stryer Biochemie, 8. Auflage, Berlin: Springer Spektrum Verlag.

Crowe, T.C. (2005): Safety of low-carbohydrate diets, in: Obesity Reviews, 6, S. 235 – 245.

Cunanne, S.C. (2005): Survival of the Fattest. The Key to Human Brain Evolution, Singapur: World Scientific Publishing.

Daniel, H. und Rehner, G. (2002): Biochemie der Ernährung, 2. Auflage, Heidelberg; Berlin: Spektrum Akademischer Verlag.

Dansinger, M.L., Gleason, J.A., Griffith, J.L., Selker, H.P., Schaefer, E.J. (2005): Comparison of the Atkins, Ornish, Weight Watchers, and Zone Diets for Weight Loss and Heart Disease Risk Reduction. A Randomized Trial, in JAMA, 293 (1), S. 43 – 53.

de Groot, H. (2015): Ernährungswissenschaft, 6. Auflage, Haan-Gruiten: Europa-Lehrmittel Verlag.

Deutsche Gesellschaft für Ernährung (Hrsg.) (2013): Vollwertig essen und trinken nach den 10 Regeln der DGE, 25. Auflage, Bonn: DGE.

Deutsche Gesellschaft für Ernährung (Hrsg.) (2019): Vollwertig essen und trinken nach den 10 Regeln der DGE vom 4. Juli 2019. https://www.dge.de/ernaehrungspraxis/vollwertige-ernaehrung/10-regeln-der-dge/.

Deutsche Gesellschaft für Ernährung, Österreichische Gesellschaft für Ernährung, Schweizerische Gesellschaft für Ernährung (Hrsg.) (2015): Referenzwerte für die Nährstoffzufuhr, 2. Auflage, 1. Ausgabe, Bonn.

Elmadfa, I. und Leitzmann, C. (2019): Ernährung des Menschen, 6. Auflage, Stuttgart: Eugen Ulmer Verlag.

Ernst, J.-P. und Neumann, D. (2006): Epilepsie, in: Ollenschläger, G. und Schauder, P. (Hg.): Ernährungsmedizin. Prävention und Therapie, 3. Auflage, München: Urban & Fischer Verlag, S. 907 – 917.

Fussenegger, D., Kreissl, A., Miklautsch, M. (2009): Populäre Diäten, in: Widhalm, K. (Hrsg.): Ernährungsmedizin, 3. Auflage, Köln: Deutscher Ärzte-Verlag, S. 740 – 756.

Gautschi, M., Nuoffer, J.-M., Zürcher, T. (2015): Praxis der ketogenen Diäten, in: Schweizer Zeitschrift für Ernährungsmedizin, 02/15, S. 23 – 27.

Gonder, U., Karner, B., Lommel, M., Tulipan, J. (2019): Der Keto Kompass. Aktuelles Wissen über ketogene Ernährung, Ketone und Ketose – Wirkweisen, Anwendungen und Chancen, 2. Auflage, München: Systemed Verlag.

Hahn, A., Ströhle, A., Wolters, M. (2016): Ernährung. Physiologische Grundlagen, Prävention, Therapie, 3. Auflage, Stuttgart: Wissenschaftliche Verlagsgesellschaft.

Heseker, B. und Heseker, H. (2017): Die Nährwerttabelle, 4. Auflage, Neustadt an der Weinstraße: Neuer Umschau Verlag.

Hofmann, C. (2011): Ketogene Diät. Eine mögliche Therapie bei Epilepsie, in: Schweizer Zeitschrift für Ernährungsmedizin, 05/11, S. 22 – 25.

Johnson, C.A., Owen, O.E., Patel, M.S., Rajan, R. (1975): The metabolism of ketone bodies in developing human brain: development of ketone-body-utilizing enzymes and ketone bodies as precursors for lipid synthesis, in: Journal of Neurochemistry, 25, S. 905 – 908.

Kasper, H. (2014): Ernährungsmedizin und Diätetik, 12. Auflage, München: Urban & Fischer Verlag.

Lommel, M. (2018): Schlank mit Keto. Der 21-Tage-Kickstart nach dem Low-Carb-Prinzip, München: Südwest Verlag.

Oberritter, H. (2006): Prinzipien vollwertiger Ernährung, in: Ernährungsmedizin. Prävention und Therapie, 3. Auflage, München: Urban & Fischer Verlag, S. 201 – 220.

Prinzhausen, J. (2011): LOGI und Low Carb in der Sporternährung. Glykämischer Index und Glykämische Last – Einfluss auf Gesundheit und körperliche Leistungsfähigkeit, 5. Auflage, Lünen: systemed Verlag.

Schlieper, C.A. (2017): Ernährung heute, 16. Auflage, Hamburg: Dr. Felix Büchner Verlag.

Systemed Verlag (2018): Poster KetoPyramide vom 2. Juli 2019. https://www.systemed.de/shop/alle-buecher/204/poster-ketopyramide.

Volek, J.S. und Westman, E.C. (2002): Very-low-carboyhydrate weight-loss diets revisited, in: Cleveland Clinic Journal of Medicine, 69 (11), S. 849 – 862.

BEI GRIN MACHT SICH IHR WISSEN BEZAHLT

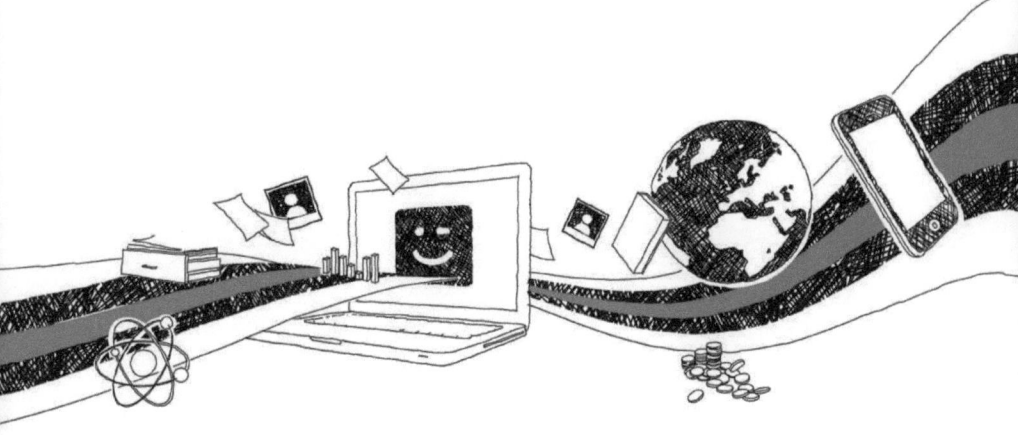

- Wir veröffentlichen Ihre Hausarbeit,
  Bachelor- und Masterarbeit

- Ihr eigenes eBook und Buch -
  weltweit in allen wichtigen Shops

- Verdienen Sie an jedem Verkauf

Jetzt bei www.GRIN.com hochladen und kostenlos publizieren

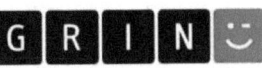